# 百词百义走进中医

主 编 李思怡 程 宾

人民卫生出版社
·北京·

**图书在版编目（CIP）数据**

百词百义走进中医 / 李思怡，程宾主编. –– 北京：
人民卫生出版社，2024. 11（2025. 4 重印）.
ISBN 978–7–117–37267–1

Ⅰ. R2–61

中国国家版本馆 CIP 数据核字第 2024WK8660 号

| | | |
|---|---|---|
| 人卫智网 | www.ipmph.com | 医学教育、学术、考试、健康，<br>购书智慧智能综合服务平台 |
| 人卫官网 | www.pmph.com | 人卫官方资讯发布平台 |

**百词百义走进中医**
Baici Baiyi Zoujin Zhongyi

主　　编：李思怡　程　宾
出版发行：人民卫生出版社（中继线 010-59780011）
地　　址：北京市朝阳区潘家园南里 19 号
邮　　编：100021
E - mail：pmph @ pmph.com
购书热线：010-59787592　010-59787584　010-65264830
印　　刷：廊坊一二〇六印刷厂
经　　销：新华书店
开　　本：710×1000　1/16　印张：11
字　　数：169 千字
版　　次：2024 年 11 月第 1 版
印　　次：2025 年 4 月第 2 次印刷
标准书号：ISBN 978-7-117-37267-1
定　　价：88.00 元
打击盗版举报电话：**010-59787491**　E-mail：**WQ @ pmph.com**
质量问题联系电话：**010-59787234**　E-mail：**zhiliang @ pmph.com**
数字融合服务电话：**4001118166**　E-mail：**zengzhi @ pmph.com**

# 编委会

# 序

在人类历史长河中，中医药作为中国传统文化的瑰宝，承载着深厚的历史积淀与文化智慧。随着全球健康意识的提升和对中国传统医学关注的增加，中医药知识的普及与传播的重要性日益凸显，这不仅有助于促进全球医学知识的交流与融合，还能增进不同文化间的理解和尊重。

中医药学理论体系和实践方法深深植根于中国传统文化之中。当今社会，人们越来越重视身体健康和生活质量。中医药学提倡的"治未病""顺应自然"等理念，为现代人提供了一种全新的健康生活视角。本书深入浅出地介绍了"阴阳""五行"等基本概念，并通过场景化描述常用的中医证候表现，帮助读者构建起对中医药学的初步认识。同时，本书还分享了中医药在日常生活中的应用，如食疗、推拿、针灸、方剂、运动疗法等，让大家了解如何通过中医药知识调理身心、预防疾病。

本书由权威的中医药专家与优秀的创意漫画团队携手打造，精心选取中医药领域常见字、词，配合生动的插图与解析，不仅涵盖字词的基本解释，还深入探讨读音、笔顺、典故等多方面内容。从中医基础理论到中医诊断学、中药学、针灸学、中医内科学等各学科的理论与实操应用，乃至中医经典文献，均有涉猎。

《百词百义走进中医》以读者喜闻乐见的形式，帮助读者理解和掌握中医药知识，感受中国传统文化的魅力，为广大中医药知识学习者和热爱中国传统文化的朋友提供一个系统、全面的语言学习平台。本书不仅是一本适用于初学者搭建中医药语言框架的学习用书，更是一座连接中国传统文化与世界的桥梁。

本书由广州中医药大学副校长潘华峰、国际中医药转化研究所所长张荣主审，广州中医药大学与深圳市龙华区人民医院联合培养博士后李思怡、广州中医药大学程宾教授联合主编，由广东外语外贸大学钟日升教授、深圳市龙华区人民医院中医科主任罗维军共同担任副主编，凝结了来自广州中医药大学、广东外语外贸大学、深圳市龙华区人民医院、悉尼大学、成都中医药大学、清华附中湾区学校等院校专家学者的先进经验和智慧结晶。让我们携手共同走进中医药文化世界，体验其深邃的智慧和独特的魅力吧！

张大宁

国医大师、国际欧亚科学院院士

2024 年 7 月

# 前　言


　　中小学时，我常受感冒发烧、胃痛的折磨，我成了医院、诊所的小常客，我的父母十分着急担心。我从一开始害怕打针，到习惯淡然，到最后逐渐变得对医院、诊所熟悉如自家。或许是因为父母的焦虑担心，或许是因为病情需要，回想起来，我最熟悉的场景竟然是打吊针、望着输液器发呆。小时候的我一度以为，是因为注射的液体足够冰凉，所以它才能降温止痛，因为每一次打吊针我都觉得身体发冷，瑟瑟发抖。学医以后，我知道了，这叫静脉注射。

　　高中时期，夏天教室开着空调，我常常需要比同学们多穿一两件衣服，在户外跑步时，我仍然需要穿着长袖。甚至是小朋友们都喜欢的冰淇淋，我也感到有点恐惧，因为每次吃完冰淇淋，胃痛的症状便会伴随而至。学中医以后，我知道了，这是"阳虚"。

　　当时的我还不知道，我即将被一个神奇而又伟大的学科所吸引。在大学本科的课堂上，一位教授中医诊断学的老师正在讲解阴阳偏衰的辨证，我被深深地吸引了。课后我牢牢把握住这个"免费专家号"的机会，请老师验证我的诊断，为我开出处方。当我递出纸笔的时候，老师说："不用纸笔，这个方法非常简单，你回去用生姜泡水喝就可以了。"

　　"就这么简单吗？"我不禁感到疑惑，也有一些心理落差，本以为会有一张"君、臣、佐、使"齐全的处方，结果只需要一杯简单的生姜水。抱着对老师专业的信任，我开始饮用生姜水，当时想着只要能治好我的怕冷，冬天可以少穿几件衣服就很满足了。没有想到，喝生姜水后，我不仅没有出现喉咙痛，还觉得非常舒服，怕冷的情况改善了，还意外地发现，脾胃的功能也逐渐变好了，吃冷食不会胃痛，下雨天常有的关节疼痛也很少出现了。

至此，我已经深深地被中医吸引，为它着迷。随着不断学习，我逐渐了解到，其实有很多方法可以提前发现疾病的征兆，也有很多简、便、廉、验的方法在疾病早期就可以发挥治疗作用，防止疾病进展。

正当我如饥似渴地学习着、逐渐自信起来的时候，一个新的问题出现了。

家人、朋友、同学，乃至门诊的患者经常问我这些问题：

"我手心、脚心常常出汗，但是检查没有任何问题，这算病吗？能治疗吗？"

"我总觉得身上很重、没有力气，是因为我懒吗？"

"吃饭很规律，但还是饿得很快，是我吃得不够多吗？为什么我吃那么多，还是不会胖呢？"

"躺下以后总是无法入睡，好不容易睡着了做梦却特别多，睡醒后也还是觉得很累，这怎么办呢？我应该吃安眠药吗？"

"我常常去跑步、打球，但运动一下就觉得很累了，我还要继续运动吗？"

......

像这样的问题，数不胜数。

尽管我已经学习了很多，但祖国医学中的宝贵知识和经验对于没有专业背景的人来说实在太难。部分人甚至连在就医的时候也无法准确描述出自己的症状。从那时起，我就在想，要是有一本书，能够把专业知识用简明的语言解释，再配上一些生动的插图解释那些抽象的概念，那应该能把学习变成一件相对有趣的事情吧。这本书可以作为中医入门的趣味教材，或是作为非专业人士了解中医知识的实用手册，即便无法帮助读者全面掌握中医精髓，但若能令人读起兴致盎然，也是一件幸事。

于是，硕士、博士期间，我进行了各种尝试，科普、科研、医学插画，努力在这片中医药文化传播的星辰大海中闪烁，最终在博士后期间焕发出熠熠的光彩。经过编委会的多次讨论、修整，我们根据中医学学科、读者就医或遇到健康问题时的场景，对中医领域的常见字词进行选取、分类整理，配以生动插图，详释其字义、内涵、读音、笔顺，并融入传统典故等，以期通过更加传统、原汁原味的方式，增进读者对自我及家人健康的了解，激发其对中国优秀传统文化的兴趣，感受中医药文化的魅力。

在此，特别感谢在时间长河中无数为中医发展不懈奋斗的学者，是他们深化了中医学科的内涵，丰富了中国传统文化的底蕴，这些丰厚的积淀构成了本书编写的坚实基础。

求学与工作路上，能遇见中医，与诸位一起为中医药文化的科普与传播贡献一份力量实乃幸事，本书的出版便是对我们努力的嘉许。最后，真诚地邀请广大读者提出宝贵的建议和意见，以助我们不断改进提高。

李思怡

2024 年 11 月

# 目　录

## 肆　认识·生活常见中药

## 伍　速记·中医简便方剂

# 壹 走进·中医哲学之门

## 1. 阴阳

[读音] yīn yáng

[笔顺]

| 阴 | ⻖ | ⻖ | 阴 | 阴 | 阴 | 阴 | | | | | |
|---|---|---|---|---|---|---|---|---|---|---|---|
| 阳 | ⻖ | ⻖ | 阳 | 阳 | 阳 | 阳 | | | | | |

[释义] 阴阳是对自然界相互关联的事物或现象，或对同一事物内部相互对立两方面属性的概括。阴阳是中医学特有的思维方式，被广泛用于阐述人体的生命活动、疾病的发生原因和生理变化，在临床上指导着疾病的诊断和防治，是中医学理论体系中重要的组成部分。

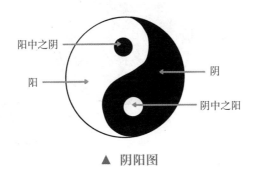

▲ 阴阳图

[知识拓展]

世间的万物都可以根据阴阳的概念进行划分，包括空间、时间、湿度、季节、温度、重量、形状、亮度、事物的运动状态等。其中"阴"代表相对静止的、内守的、下降的、寒冷的、有形的、晦暗的、抑制的事物；"阳"则代表相对运动的、外向的、上升的、温热的、无形的、明亮的、兴奋的事物。

自然界事物阴阳属性归纳表

| 属性 | 空间（方位） | | | | | 时间 | 湿度 | 季节 | 温度 | 重量 | 性状 | 亮度 | 事物的运动状态 | | |
|---|---|---|---|---|---|---|---|---|---|---|---|---|---|---|---|
| 阳 | 上 | 外 | 左 | 南 | 天 | 白天 | 干燥 | 春夏 | 温热 | 轻 | 清 | 明亮 | 上升 | 动 | 兴奋 | 亢进 |
| 阴 | 下 | 内 | 右 | 北 | 地 | 黑夜 | 湿润 | 秋冬 | 寒凉 | 重 | 浊 | 晦暗 | 下降 | 静 | 抑制 | 衰退 |

事物的阴阳属性既是绝对的，又是相对的，其相对性主要表现在以下三个方面。

（1）阴阳属性相互转化：事物的阴阳属性在一定条件下，可以发生相互转化，阳可以转化为阴，阴可以转化为阳。

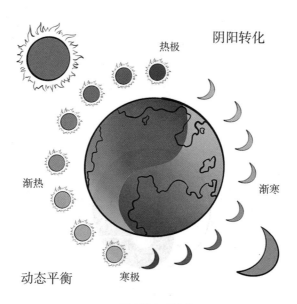

▲ 阴阳相互转化

（2）阴阳之中复有阴阳：阴阳之中的任何一方又可以再划分为阴阳，也就是阴中有阳，阳中有阴。

（3）根据比较对象的不同，阴阳属性也存在变化：事物的阴阳属性往往会根据比较对象的不同而出现变化。比如，热水相对于火来说属于阴，相对于冷水来说却属于阳，这里强调的是相对性。

## 2. 对立制约

[读音] duì lì zhì yuē

[笔顺]

| 对 | フ | 又 | 叉丶 | 对 | 对 | | |
|---|---|---|---|---|---|---|---|
| 立 | 丶 | 二 | 亠 | 立 | 立 | | |
| 制 | 丿 | 二 | 二 | 乍 | 牟 | 制 | 制 |
| 约 | 乙 | 纟 | 纟 | 纟 | 约 | 约 | |

[释义] "对立"是指属性相反的阴阳双方在一个统一体中的相互斗争、相互制约和相互排斥。"制约"是指阴阳双方的相互抑制、相互压制、相互克制或相互牵掣。

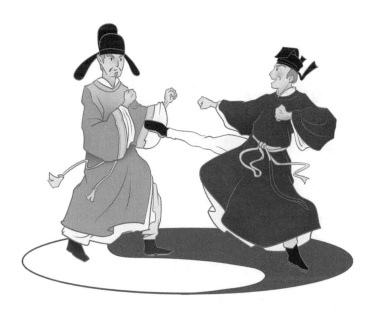

▲ 阴阳对立制约

[知识拓展]

阴阳对立制约是阴阳两种属性存在的关系之一。在中医认知中，人体处于正常生理状态下，相互对立的阴阳两方面，并非互不相干地共处于一个整体中，而是处在相互制约、相互排斥、相互消长的动态平衡之中。

阴阳对立制约的关系中，包含三个方面。

（1）相互斗争：夏季（阳）与冬季（阴）的交替可以看作是一种斗争与妥协的结果。夏季炎热，代表着生长和活动的力量；而冬季寒冷，象征着静止和休眠的状态。每年这两个极端都会相互作用，最终导致四季的更迭。

（2）相互排斥：阴阳相互排斥就像是磁铁的南北两极，当南极与南极、北极与北极相互靠近时，就会出现一股力量将两个磁铁推开，阴阳属性的双方中间也存在像这样的力量，二者相互格拒，相互排斥。阴与阳因为属性的对立，往往在一方亢盛至极时，出现将另一方排斥在外的明显表现。

（3）相互消长：当春夏到来气温上升到一定程度时，秋冬的寒凉之意渐减；同样，当秋冬气温下降到一定的程度时，春夏的温热之性渐弱。气温上升可以理解为"阳"，"阳"逐渐增长，"阴"便会逐渐消退；而气温下降可理解为"阴"，"阴"长则"阳"便会逐渐消退。在季节交替变换的过程中，从冬至到立春，阳气逐渐上升、阴气逐渐下降，到夏至阳气旺盛至最高点，阴气躲藏起来（阴消阳长）；从夏至到立秋，阴气逐渐上升、阳气逐渐下降，到冬至阴气旺盛至最高点，阳气躲藏起来（阳消阴长），这就是阴阳相互消长。

## 3. 互根互用

[读音]　hù gēn hù yòng

[笔顺]

| 互 | 一 | 工 | 互 | 互 | | | | | |
|---|---|---|---|---|---|---|---|---|---|
| 根 | 一 | 十 | 才 | 木 | 柯 | 柯 | 柯 | 枵 | 根 | 根 |
| 互 | 一 | 工 | 互 | 互 | | | | | |
| 用 | 丿 | 刀 | 月 | 月 | 用 | | | | |

［释义］ 阴阳互根，指一切事物或现象中相互对立的阴阳两个方面，具有相互依存、互为根本的关系。阴阳互用，指阴阳双方具有相互资生、促进和助长的关系。

［知识拓展］

虽然阴阳互根互用这两种关系的意思相近，但亦存在不同之处，需要分开来理解把握。"互根"，互为根本；"互用"，相互为用。阴依赖于阳而存在，阳依赖于阴而存在，没有阴就没有阳，没有阳就没有阴。在中医学中，阴阳互根互用的关系，被广泛地用来阐述自然界的气候变化和人体的生命活动。

（1）阴阳互根：阴阳互根的例子在生活中随处可见，比如"上"和"下"，前者为阳，后者为阴，没有"上"也就没有所谓的"下"，没有"下"也就没有所谓的"上"，二者互为前提而存在。同样，"天"和"地"、"寒"和"热"等也是这样。这些例子可以体现出阴阳双方任何一方都不能脱离另一方而单独存在。

（2）阴阳互用：《黄帝内经》中有一句话："阴在内，阳之守也；阳在外，阴之使也。"阴就像坐镇于城堡之内的文臣，阳就像在外守护城堡的武将，有文臣的出谋划策，武将才能在外安心守护，有武将在外的守护，文臣才能安稳地待在城堡之中，二者缺一不可。阴阳这种在互根基础上的资生、促进，即为"互用"。

阴阳的互根互用在人体中也有体现，白天人体的阳气随着太阳的上升开始变得旺盛，所以白天人们以好"动"为主，夜晚充足的睡眠则为白天的活动奠定了前提条件；夜晚人体的阴气逐渐旺盛，以"静"为主，白天充分的活动使得夜晚睡眠更加良好。

## 4. 阴阳偏盛

［读音］ yīn yáng piān shèng

［笔顺］

| 阴 | ⁊ | 阝 | 阴 | 阴 | 阴 | 阴 |   |
|---|---|---|---|---|---|---|---|
| 阳 | ⁊ | 阝 | 阳 | 阳 | 阳 | 阳 |   |

| 偏 | ノ | イ | イ | 伫 | 伫 | 伫 | 伫 | 偏 | 偏 | 偏 | 偏 |
|---|---|---|---|---|---|---|---|---|---|---|---|
| 盛 | 一 | 厂 | 厉 | 成 | 成 | 成 | 成 | 盛 | 盛 | 盛 | 盛 |

[释义] 即阴偏盛、阳偏盛，是属于阴或阳的任何一方高于正常水平的病
理状态。"偏"指侧重于一方；"盛"指强盛，旺盛。

[知识拓展]

在中医学中存在阴偏盛与阳偏盛两种情况。"阴胜则寒""阴胜则阳
病"，指人体内阴偏盛的情况下表现出的是"寒"的症状，体内的"阳"
被消耗；"阳胜则热""阳胜则阴病"，指人体内阳偏盛的情况下表现出的
是"热"的症状，体内的"阴"被消耗。

阴阳偏盛所引起的疾病在日常生活中比较常见，以下举两个例子。

（1）阴偏盛：冷饮与雪糕是炎热夏天里非常受大众欢迎的食物。盛
夏时节，蝉鸣不息，小花每天放学最开心的事情就是回到家能立刻吃
上一根冰冰凉凉的雪糕。两周之后，小花
正吃着雪糕，忽然感到上腹部一阵剧烈冷
痛，痛得小花蜷缩在地上，直到喝上一碗
温热的白胡椒鸡蛋汤才逐渐好转。这就是
因过食生冷导致阴偏盛的一种表现。寒属
"阴"，一次性吃太多冰凉的食品时，胃中
的"阳"难以消解急速增多的"阴"。就像
往一个装有热水的杯子中加入大量的冰块
时，杯中热水的温度会迅速下降，变得冰
冷，甚至连杯子外表也是冰凉的。在这个
过程中，胃中的"阳"减少，能力下降，
不能温煦（温暖）胃部，从而表现出胃部
冷痛的症状。

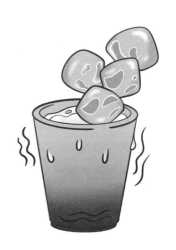

▲ 阴偏盛

（2）阳偏盛："阳"具有与"火""热"相似的属性，可以想象
"火""热"是向上的，如同火焰的运动状态。因此，阳偏盛时，人体内就
像有一团熊熊燃烧的火焰，火焰向上燃烧，影响上部的舌头、咽喉、大脑
等，因此往往伴随有舌红、口渴、口干、咽干和发热等表现。阳气偏盛到

一定程度时会布满人体上部，随后会继续向下发展，继而影响到肠道则表现为肠燥便秘。

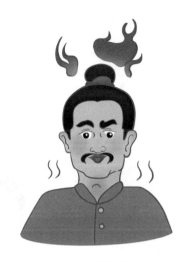

▲ 阳偏盛

## 5. 阴阳偏衰

［读音］ yīn yáng piān shuāi

［笔顺］

| 阴 | ⻖ | ⻖ | 阴 | 阴 | 阴 | 阴 | | | | |
|---|---|---|---|---|---|---|---|---|---|---|
| 阳 | ⻖ | ⻖ | 阳 | 阳 | 阳 | 阳 | | | | |
| 偏 | ノ | 亻 | 亻 | 伫 | 伫 | 伫 | 伫 | 偏 | 偏 | 偏 |
| 衰 | 亠 | 一 | 广 | 亡 | 声 | 声 | 亨 | 衰 | 衷 | 衰 |

［释义］ "衰"指衰落，衰败。阴阳偏衰属于阴或阳的任何一方低于正常水平，而另一方相对亢盛的病理状态。

［知识拓展］

在中医学中存在阴虚和阳虚两种情况。

（1）阴虚则热：指身体内的"阴"缺少，无法制约身体内的"阳"，所以表现出"热"的症状。比如，降水极少的干旱沙漠地区，干旱属阳，湿润（水湿）属阴，当降水不足时则无法抑制阳热，最终表现出来的就是炎热、不宜居住的气候。因此，对于阴虚体质的人群来说好比是人体内的水分少了，阴少了，此时阳气便相对增多，就会向上影响舌头、咽喉、大脑等部位，并且表现出口干舌燥、饮水增多、脸颊或身体易发热、易感烦躁等症状。

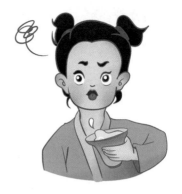

▲ 阴虚

（2）阳虚则寒：指身体内的"阳"缺少，无法制约身体内的"阴"，所以表现出"寒"的症状。好比在地球的南极和北极因为每年日照时间很短（相对于夜晚而言，日照属阳），两极接收到自然界中的阳气不足，表现为长期的极端寒冷气候。因此，阳虚体质的人群常常表现出怕冷症状，夏天时甚至需要穿长袖或厚外套。

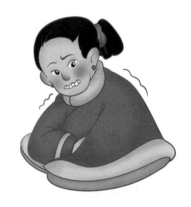

▲ 阳虚

# 6. 五行

[读音] wǔ xíng

[笔顺]

| 五 | 一 | 丁 | 开 | 五 | | | | | | |
|---|---|---|---|---|---|---|---|---|---|---|
| 行 | ' | ㆍ | 彳 | 彳 | 彳 | 行 | | | | |

[释义] 即木、火、土、金、水五类物质及其运动变化。五行和阴阳一样，都是受古代哲学思想启发得出的中医理论智慧。中医理论用五行来认识自然和人体，进而阐明健康状态与疾病状态的诊断和防治规律。

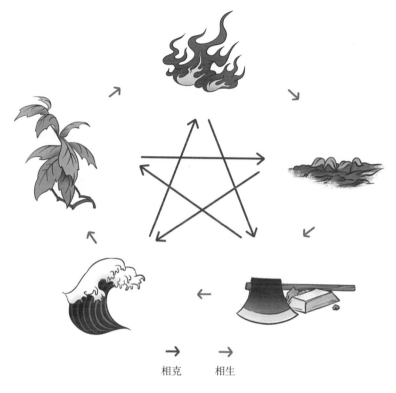

相克 　 相生

▲ 五行相生相克关系

[知识拓展]

五行中的"五"指由宇宙本原之气分化的构成宇宙万物的木、火、土、金、水五种基本物质;"行"指以上五类基本物质(木、火、土、金、水)的运动变化。

《尚书·洪范》记载:"水曰润下,火曰炎上,木曰曲直,金曰从革,土爰稼穑",这是对五行特性的经典性概括。

"水曰润下":润,即滋润、濡润;下,即向下、下行。润下,指水具有滋润、下行的特性。引申为凡具有滋润、下行、寒凉、闭藏等性质或作用的事物和现象,归属于水。

"火曰炎上":炎,是焚烧、炎热、光明之义;上,是上升。炎上,指火具有炎热、上升、光明的特性。引申为凡具有温热、上升、光明等性质或作用的事物和现象,归属于火。

“木曰曲直”：曲，屈也；直，伸也。曲直，指树木的枝条具有生长、舒展、能屈能伸的特性。引申为凡具有生长、升发、条达、舒畅等性质或作用的事物和现象，归属于木。

“金曰从革”：从，顺从；革，即变革。从革，指金有刚柔相济之性。金之质地虽刚硬，可作兵器以杀戮，但有随人意而更改的柔和之性（金属经过高温加热后熔解）。引申为凡具有沉降、肃杀、收敛等性质或作用的事物和现象，归属于金。

“土爰稼穑”：“爰”通“曰”；稼，即种植谷物；穑，即收获谷物。稼穑，泛指人类种植和收获谷物的农事活动。引申为凡具有生化、承载、受纳性质或作用的事物和现象，归属于土。

## 7. 五行相生

［读音］ wǔ xíng xiāng shēng

［笔顺］

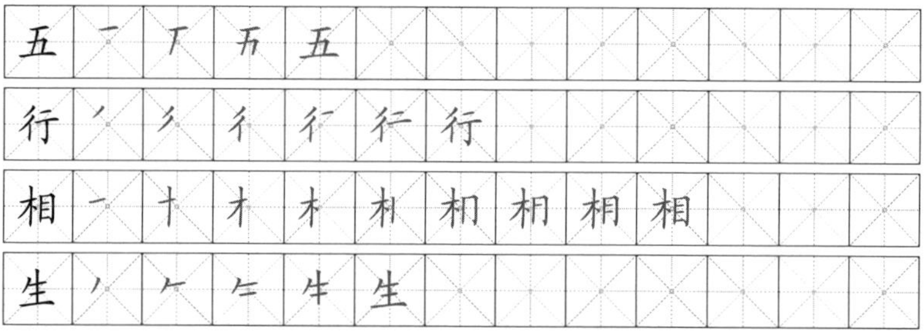

［释义］ 木、火、土、金、水之间，存在着互相促进关系，这种促进关系遵循一定的次序，其中某一行的增加、增多能够促进、助长另一行的特性增强、数量增多，比如木的增加可以促进火的增强（木生火）。

［知识拓展］

水生木：树苗从生根、发芽到茁壮成长为参天大树，这个过程离不开水的滋润，因此认为水生木。反过来，植物缺乏水分会干枯，无法生长，甚至死亡。

木生火：古时候没有其他能源时，需要用木柴生火，木柴燃烧得越多，火势越旺。

火生土：燃烧物燃尽后成为灰烬，这些灰烬归于土地，成为了土地的养料。

土生金：古人认为土中埋有金石，所以金从土来；也可以理解为肥沃的土地富含矿物质。

金生水：古人通过铁锹挖井取水，因此认为金可以生水。

在五行的相生关系中，火生土、木生火、水生木、土生金都比较好理解，而金生水是比较难理解的，同时也是比较有争议的。对于金生水，不能简单地认为是从金属到水的过程。

一位外国友人在到中国的中山公园参观时看到了五色土（五色土是指青、红、黄、白、黑五种颜色纯天然土壤，是华夏传统文化的典型符号，数千年来被赋予无限美好的寓意）。当时，翻译人员在介绍五色土时讲到了"金生水"，将"金生水"解释为金属在高温加热时化成液体，仿佛变成了水在流动。外国友人听完感到疑惑并问道："如果用熔化的金属给树木浇水，那树木不就死了吗？"所以，这一观点是有争议的。

另外也有观点认为，古时候中国人将铜盆放在屋子外面，早晨起来会

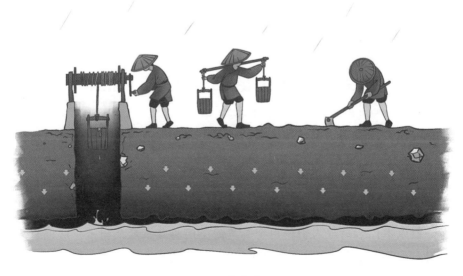

▲ 金生水

发现有水滴附着在盆上，以此解释"金生水"。但是，这样的过程同样也可以发生在花、草上，因而这一观点也不全面。

目前对于"金生水"的解释存在很多不同角度的观点，均建立在古人对客观事物观察的基础上，可供参考主要有两种：一是古人观察发现金属材质的器皿清晨时分表面会凝结有露珠；二是古人观察到山间泉水的源头都是从石缝中渗出，从而认为金生水。

# 8. 五行相克

[读音] wǔ xíng xiāng kè

[笔顺]

| 五 | 一 | 丆 | 五 | 五 | | | | |
|---|---|---|---|---|---|---|---|---|
| 行 | ノ | ㇒ | 彳 | 彳 | 行 | 行 | | |
| 相 | 一 | 十 | オ | 木 | 机 | 相 | 相 | 相 | 相 |
| 克 | 一 | 十 | 古 | 古 | 古 | 声 | 克 | | |

[释义] 木、火、土、金、水之间存在着相互克制的关系，这种相互克制与相生关系类似，均遵循某种特定的秩序，某一行的增加、增多能够使另一行的特性减弱、数量减少。

[知识拓展]

木克土：植物在生长过程中侵入土地，扎根于土壤之中，植物（属木）克制了土，因此可以认为"木克土"。

火克金：在用火来冶炼金属的过程中，火（高温）可以使金属熔化变得不再坚硬，克制了金属刚硬的特性。

土克水：中国有句俗语叫"兵来将挡，水来土掩"，"水来土掩"指的是洪水来了可以用堤坝来抵挡，堤坝是用土修筑的，所以认为"土克水"。

金克木：古时候人们使用金属类的坚固物品来砍伐树木，所以金能克制木。

水克火：在火势相对不旺的时候，水能浇灭火，故认为"水克火"。

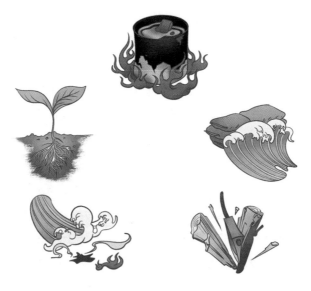

▲ 五行相克

## 9. 五行相乘

[读音] wǔ xíng xiāng chéng

[笔顺]

| 五 | 一 | 下 | 五 | 五 | | | | | |
|---|---|---|---|---|---|---|---|---|---|
| 行 | ′ | | 彳 | 彳 | 行 | 行 | | | |
| 相 | 一 | 十 | 才 | 木 | 机 | 相 | 相 | 相 | 相 |
| 乘 | | 二 | 千 | 千 | 禾 | 禾 | 乖 | 乖 | 乘 |

[释义] 五行相乘是五行相克的异常情况，又称"倍克"。属于"克制"的一行过于强势，或者"被克制"的一行过于弱势，导致相克的程度增强，原本五行之间相互平衡的关系失衡。

[知识拓展]

五行相乘包括木乘土、土乘水、水乘火、火乘金、金乘木五种五行关系。

木乘土：正常情况下，木能制约土，二者处于动态平衡中。如果木处于正常水平，而土气不足，此时土难以承受木的克制，因而造成土更加

13

虚弱。这种由于土不足而引起的相乘，称为"土虚木乘"。反过来，如果木过于亢盛，则其对土的制约比原来更强，此称"木亢乘土"。

土乘水：正常情况下，土能制约水，二者处于动态平衡中。在干旱地区，由于缺水（水虚），土壤会变得非常坚硬且不易渗透水分。这种情况下，即使偶尔有雨水，水分也很难被土壤吸收，反而会迅速流失，此称"水虚土乘"。

水乘火：正常情况下，水能制约火，二者处于动态平衡中。如果火势减弱，即便水处于正常水平，火也难以承受水的克制，比如燃起的火苗在潮湿的环境中会变得微弱。这种由于火不足而引起的相乘，称为"火虚水乘"。

火乘金：正常情况下，火能制约金，二者处于动态平衡中。当金不足时，试想在外界围绕的火不变的情况下，如果这个"金"是一座金属山，那么火焰燃烧只能引起山体表面金属熔化，或燃烧需要很长时间才可将其全部融化，而如果金是一颗豆子大小的，同样的火势保持不变，则豆子会很快受到火焰燃烧高温的影响而融化，这种由于金不足而引起的相乘，称为"金虚火乘"。

金乘木：正常情况下，金能制约木，二者处于动态平衡中。当用锋利的斧头去砍粗壮的树木时，需要反复、用力地砍伐才能将树木砍断，但如果此时砍的是一根细细的树枝，就能很容易地砍断。这种由于木不足而引起的相乘，称为"木虚金乘"。

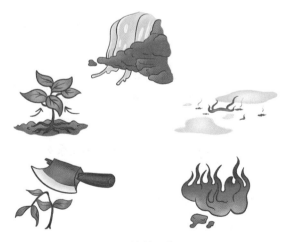

▲ 五行相乘

# 10. 天人合一

[读音] tiān rén hé yī

[笔顺]

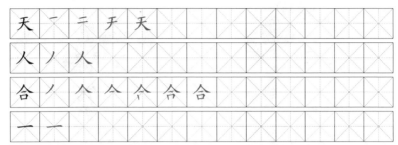

[释义] 天人合一是中医学整体观念的重要组成部分。"天"指的是宇宙天地，即大自然。这里的大自然不仅包括自然地理环境、自然界的一切生物，还包括自然界的运行规律。"天"指的是大自然，"天人合一"是指人与自然息息相关，自然界变化会直接或间接地影响人体，人应主动地采取措施以适应自然界变化。在此基础上形成了中医整体观，整体观认为人体自身各脏器官之间、人与自然、人与社会都是一个统一的整体，各要素之间相互联系而非孤立存在。

[知识拓展]

中医学认为，人是宇宙间的万物之一，与自然界息息相通、紧密相关。自然界的各种运动变化，如季节的更替、地域的差异等，都会直接或间接地影响人体，而人体受到影响，也必然相应地反映出各种不同的生理活动或病理变化。在自然界这个大系统中，人类为了求得自身的平衡，首先要遵循自然规律，主动地采取各种养生顾护措施以适应自然界变化，以达到避邪防病、保健延衰的目的。

《黄帝内经》云："天暑衣厚则腠理开，故汗出……天寒则腠理闭，气湿不行，水下流于膀胱，则为溺与气。"这段古文的大致意思是，在天气炎热的夏天，自然界阳气旺盛，人体皮肤松弛、毛孔打开，体内水湿就会化成汗液从汗孔流出；在天气寒冷的冬季，自然界的阳气收藏，人体气血趋于收敛，人体皮肤致密、血管收缩，毛孔紧闭，体内水湿无法从汗孔排除，便往下流入膀胱，化作尿液排出。这便是自然界变化对人体的影响。

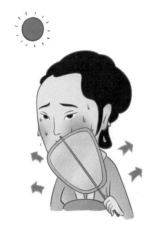
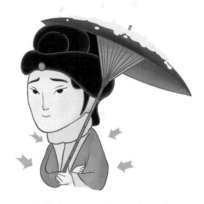

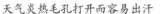

天气炎热毛孔打开而容易出汗　　　　天气寒冷毛孔闭合而不容易出汗

▲ 天人合一

# 11. 整体观念

[读音]　*zhěng tǐ guān niàn*

[笔顺]

| 整 | 一 | 厂 | 三 | 巪 | 束 | 東 | 敕 | 敕 | 敕 | 敕 | 整 |
| 敕 | 敕 | 整 | 整 | | | | | | | | |
| 体 | 丿 | 亻 | 仁 | 什 | 什 | 休 | 体 | | | | |
| 观 | 刀 | 又 | 辺 | 观 | 观 | 观 | | | | | |
| 念 | 丿 | 人 | 今 | 今 | 今 | 念 | 念 | 念 | | | |

[释义]　整体指统一性、完整性和联系性。中医学认为人是一个有机整体，人与自然环境关系密切。整体观念指具有统一性、完整性和联系性的思维方式。

[知识拓展]

中医学非常重视人体本身的统一性、完整性及其与自然界的相互关系，认为人体是一个有机的整体，构成人体的各个组成部分在结构上不可分割，在功能上相互协调、互为补充，在病理上相互影响。人与自然界也密不可分，自然界的变化直接或间接地影响着人体，人类在能动地适应自然的过程中维持着正常的生命活动。这种机体自身整体性及其与内外环境统一性的认识即为整体观念。

一位慢性淋巴细胞白血病患者被湿疹困扰许久，他希望通过中医治疗解决皮肤问题。坚持服用 2 个月的中药汤剂后，患者的湿疹获得治愈并意外发现白细胞计数也有所下降，因此他在复诊时询问医生："是什么药将我的白细胞计数降下来了？可以再给我开这个药吗？"医生解释道："我开的药，并非针对你所患的白血病，但你所患的疾病，无论是白血病还是湿疹，都与你体内环境的不平衡有关。从体质上来看，你主要有脾虚湿重的问题，因此我采用健脾祛湿的方法进行整体治疗，让你的脾胃功能增强、湿气减少，达到新的阴阳平衡，其他问题自然也就缓解了。"患者听后对中医产生了浓厚的兴趣，原来中医不是只治疗某一个疾病，而是通过整体调理，使机体恢复到正常或接近正常的状态。

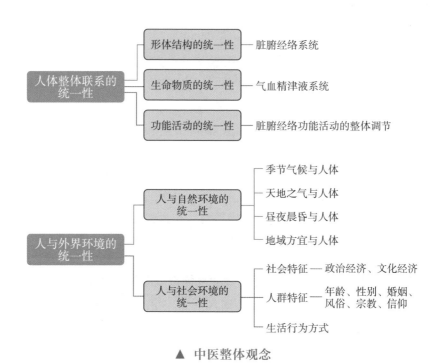

▲ 中医整体观念

## 12. 治未病

[读音]　zhì wèi bìng

[笔顺]

| 治 | 丶 | 丶 | 氵 | 氵 | 治 | 治 | 治 | | |
| 未 | 一 | 二 | 丰 | 未 | 未 | | | | |
| 病 | 丶 | 一 | 广 | 广 | 疒 | 疒 | 疒 | 病 | 病 |

[释义]　采取相应的措施，防止疾病的发生发展。总体上分为未病先防、
既病防变、瘥后防复三个方面。

[知识拓展]

　　未病先防就是在疾病发生之前，采取预防措施，防止疾病发生，包括
调养身体提高抗病能力和防止疾病侵害两个方面。既病防变是指已经生病
了就要及时地诊治，要预测疾病可能的发展方向，防止疾病进一步发展；
瘥后防复是指疾病痊愈后进行适当的调理，防止复发。


## 13. 三因制宜

[读音]　sān yīn zhì yí

[笔顺]

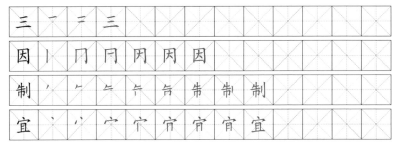

| 三 | 一 | 二 | 三 | | | | | |
| 因 | 丨 | 冂 | 冈 | 闵 | 因 | 因 | | |
| 制 | 丿 | 广 | 仁 | 午 | 与 | 制 | 制 | |
| 宜 | 丶 | 丷 | 宀 | 宁 | 官 | 官 | 官 | 宜 |

[释义]　三因制宜是中医学整体观念和辨证论治思维在治疗上的体现，包
括因时制宜、因地制宜、因人制宜。指治疗疾病时要根据季节、
地理环境以及患者的体质、性别、年龄等不同，制订适宜的治疗
法则。

[知识拓展]

疾病的发生、发展与转归受季节、地理环境以及人的体质、性别、年龄等因素的影响，在治疗的时候，须考虑疾病与气候、地理、患者三者之间的关系，从而制定适宜的治疗法则。

因时制宜：根据不同的季节特点考虑治疗用药原则。春夏季节，气温升高，阳气被激活处于升发状态，人体的毛孔、七窍及各种通道处于相对开放状态。此时应格外注意，即使是外感风寒，也不宜过频、过量使用具有辛温发散特性的中药，以免使阳气过度外泄而发生耗损。到了秋冬季节，气温降低，人体的毛孔、七窍等处于相对封闭的状态，此时阳气在体内深藏，就像冬天人们喜欢紧闭门窗以御寒保暖一样。在这个时候用药需要注意的是，如果疾病热证尚未到大热的程度，应谨慎使用寒凉的药物，以防药物过于苦寒而消耗体内的阳气。

因地制宜：根据不同地区的地理特点考虑治疗用药原则。不同地区由于地势高低、气候条件及生活习惯各不相同，人的生理特点和病理变化也不同。比如，同样是外感风寒，在中国西北严寒地区，用辛温解表药的药量较重，常用桂枝、麻黄这类辛温力度较大的药材，以增强祛寒功效；而在中国东南温热地区，患者外感风寒的程度相对轻，且其毛孔、七窍等通道都处于相对开放状态，风寒容易从体内祛除，因此使用辛温解表药的药量较轻，且常用荆芥、防风这类辛温力度较温和的药材。

因人制宜：根据患者年龄、性别、体质和生活习惯等不同考虑治疗用药原则。在年龄方面，由于不同年龄的生理状况、气血盈亏程度不同，因此用药选择也不同。老年人身体机能减弱，气血亏虚，病多虚证或虚实夹杂，治疗的时候应考虑以补益为主，若有内外邪气须采用攻邪药物治疗时，应慎重考虑用药种类及用量，相较于青壮年一般用量应少。儿童生机旺盛，但气血未充，脏腑娇嫩，易寒易热，病情变化较快，在治疗儿童所患疾病时，要注意避免使用药力迅猛的攻邪药，可首选温和的攻邪药，同时要注意少用补益药，确有需要时用量宜轻。在性别方面，男女各有不同生理特点，因此即使患病情况相同，用药也可能不同。女性有月经、带下、怀孕、流产、产后等情况，治疗用药应根据情况谨慎考虑，如处于妊娠期则不宜用峻下、破血、滑利、走窜伤胎等药。在体质方面，体质有强

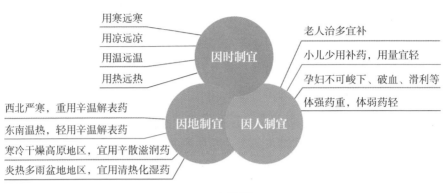

用寒远寒
用凉远凉
用温远温
用热远热
因时制宜

老人治多宜补
小儿少用补药，用量宜轻
孕妇不可峻下、破血、滑利等
体强药重，体弱药轻
因人制宜

西北严寒，重用辛温解表药
东南温热，轻用辛温解表药
寒冷干燥高原地区，宜用辛散滋润药
炎热多雨盆地地区，宜用清热化湿药
因地制宜

▲ 三因制宜

弱寒热之偏，阳盛或阴虚之体，慎用辛温燥热之剂；阳偏虚或阴偏盛之体，慎用寒凉伤阳之药。一般体质强壮的人，用药剂量可相对重些；体质弱者，用药剂量应相对轻些。

## 参考文献

［1］孙可意，李忠，王羽嘉，等. 中医特色的阴阳疾病观：从理论到实践［J］. 环球中医药，2024，17（07）：1349-1353.

［2］李德新，刘燕池. 中医药学高级丛书：中医基础理论［M］. 2版. 北京：人民卫生出版社，2021.

［3］任慧雅. 体悟中医养生，从认知阴阳开始［J］. 中医健康养生，2020，6（02）：73-75.

［4］罗邦水，杨逸韬，朱雅琦，等.《黄帝内经》阳病治阴阴病治阳理论研究概况［J］. 中国中医药现代远程教育，2022，20（01）：63-65.

［5］林家坤. 中医经典理论浅析［M］. 北京：科学出版社，2019.

［6］丁沛，董刘佳，袁红霞. 基于五脏相关论辨治脾胃病［J］. 光明中医，2024，39（16）：3308-3311.

［7］刘瑞芳，杨朝阳，李灿东. 中医整体观中的分形与混沌特征［J］. 中国中医基础医学杂志，2024，30（08）：1298-1300.

［8］林净，张卫. 浅谈《内经》的天人合一养生思想［J］. 国医论坛，2020，35（05）：58-60.

［9］张子微，孙玉婷，连凤梅，等. 从单味中药的剂量选择探讨随证施量与临床用药安全［J］. 吉林中医药，2024，44（07）：754-758.

# 贰 辨别·中医症状信号

## 1. 恶寒

[读音] wù hán

[笔顺]

| 恶 | 一 | 丆 | 丌 | 币 | 亚 | 亚 | 严 | 恶 | 恶 | 恶 | | |
| 寒 | 丶 | 宀 | 宀 | 宀 | 宇 | 宰 | 审 | 寒 | 寒 | 寒 | 寒 | |

[拓展词] 畏寒

[拓展词读音] wèi hán

[拓展词笔顺]

| 畏 | 丶 | 冂 | 日 | 田 | 甲 | 畏 | 畏 | 畏 | 畏 | | | |
| 寒 | 丶 | 宀 | 宀 | 宀 | 宇 | 宰 | 审 | 寒 | 寒 | 寒 | 寒 | |

[释义] 怕冷的症状，多加衣被或近火取暖仍感寒冷不能缓解，称为恶寒。

[知识拓展]

恶寒与畏寒是一对容易混淆的中医症状名称，二者意思虽然相近，其原因却有很大区别。恶寒是体内"提供热量"的阳气被侵袭而来的邪气重重包围，阳气到不了体表，无法起温煦作用，人就会感觉到寒冷，无论怎么添衣加被，身体都无法暖和起来。而畏寒则是体内的阳气偏虚，有火但火力不足，添衣加被就能够护住体内的热量，寒冷症状可以缓解。恶寒与畏寒的成因天差地别，需要仔细辨认，若辨证不清采用了错误的治疗，反而会加重病情。

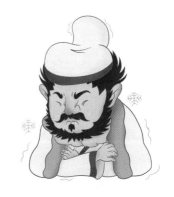

▲ 恶寒

## 2. 恶风

[读音] wù fēng

[笔顺]

| 恶 | 一 | T | TT | TT | 亚 | 亚 | 亚 | 恶 | 恶 | 恶 |
|---|---|---|---|---|---|---|---|---|---|---|
| 风 | 丿 | 几 | 凡 | 风 | | | | | | |

[拓展词] 畏风

[拓展词读音] wèi fēng

[拓展词笔顺]

| 畏 | 丶 | 口 | 口 | 甲 | 甲 | 毗 | 毗 | 畏 | |
|---|---|---|---|---|---|---|---|---|---|
| 风 | 丿 | 几 | 凡 | 风 | | | | | |

[释义] 风吹时感觉寒冷不适, 避开风吹后不适感减轻, 为恶风; 避开风吹后不适感也无法减轻, 为畏风。

[知识拓展]

恶风与畏风都表现为吹风后的不适感, 但恶风可以通过避免风吹缓解, 而畏风的人即使避免吹风, 症状依旧无法缓解, 其根本区别在于这两种表现的成因不同。中医认为, 恶风就是邪气在表, 正气与邪气的斗争也在表, 风一来, 腠理(外邪入侵人体的门户, 与现代医学中免疫力的含义较相似)开阖不正常, 风邪涌入, 所以一吹风便感到不舒服, 而在没有吹风也就是没有邪气的时候, 则恢复正常。畏风是因为具有保护体表作用的卫气不足, 就好比房子失去了窗户, 失去了防风能力。畏风的怕风程度比恶风要更严重些。

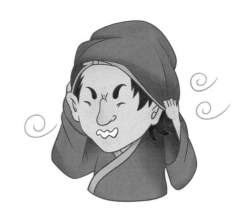

▲ 恶风

## 3. 发热

[读音] fā rè

[笔顺]

| 发 | 乀 | 乑 | 另 | 发 | 发 | | | | |
|---|---|---|---|---|---|---|---|---|---|
| 热 | 一 | 十 | 扌 | 扫 | 执 | 执 | 热 | 热 | 热 |

[近义词] 发烧

[近义词读音] fā shāo

[近义词笔顺]

| 发 | 乀 | 乑 | 另 | 发 | 发 | | | | |
|---|---|---|---|---|---|---|---|---|---|
| 烧 | 丶 | 丷 | 灳 | 灯 | 灶 | 灶 | 烤 | 烧 | 烧 |

[释义] 发热是指病理性体温升高，体温超过37.3℃；或体温正常，但有全身或局部发热的感觉。发烧指由疾病引起的过高体温，体温超过37.3℃，若体温正常，但有发热的感觉则不属于发烧。

[知识拓展]

发热是很多疾病都会伴有的常见症状，也是机体应对疾病的一种应激反应。如呼吸系统疾病中的急性上呼吸道感染、气管炎、支气管炎、肺炎及肺部肿瘤，消化系统疾病中的急性胃肠炎、痢疾、阑尾炎、腹膜炎、胰腺炎以及消化系统肿瘤等，都可能伴随体温升高的表现。这提示我们能引起发热的疾病有很多，发热并不是某一种疾病特有的症状，临床上需要结合其余症状进行综合分析。

轶闻趣事：柴胡

传说，古时候有两位工匠，一位姓柴，另一位姓胡。有一天胡工匠得了一种怪病，他一会儿觉得全身燥热难忍，面色潮红，口渴心烦，一会儿又感到十分寒冷，忽冷忽热，不断交替。雇用他的人认为胡工匠得了传染病，怕自己被传染，便将胡工匠赶走。柴工匠听说后，不忍心让胡工匠独自一个人，便陪着胡工匠一同离开。走着走着，他们来到了一个湖边，刚好口渴难耐，便停下来休息。胡工匠随手拔了些身旁的草放入口中咀嚼解渴，没想到吃了这种草后，他一会儿怕冷、一会儿怕热的症状居然减轻了。胡工匠连忙把这个消息告诉柴工匠，他们意识到，这种草或许可以治好又怕冷又怕热的病。连吃了几天后，胡工匠的病果然好了。后来，每当有穷苦百姓出现同样的症状时，他们便采集这种草药给人治病，被治好的人越来越多。为了纪念二人，大家便将这种草药命名为"柴胡"。

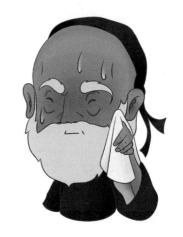

▲ 发热

## 4. 恶心

[读音] ě xīn

[笔顺]

| 恶 | 一 | 丅 | 丌 | 开 | 亚 | 亚 | 亚 | 恶 | 恶 | 恶 |
|---|---|---|---|---|---|---|---|---|---|---|
| 心 | 丶 | 心 | 心 | 心 | | | | | | |

[拓展词] 呕吐

[拓展词读音] ǒu tù

[拓展词笔顺]

| 呕 | 丨 | 口 | 口 | 叮 | 叨 | 叹 | 呕 | | |
|---|---|---|---|---|---|---|---|---|---|
| 吐 | 丨 | 口 | 口 | 口 | 吐 | 吐 | | | |

[释义] 恶心指想要呕吐、但吐不出东西的感觉。呕吐指吐出胃内容物的症状。古代文献多以有声无物为呕，有物无声为吐，有物有声为呕吐。现在一般将有声无物者，称为干呕。呕吐常伴有恶心的感觉，但恶心不一定会呕吐。

[知识拓展]

恶心是一种可以引起呕吐冲动的胃内不适感，常为呕吐的前驱感觉，但也可单独出现，常在急性肠胃炎、妊娠早期出现。呕吐是吐出胃内容物的症状，有许多疾病会出现该症状，如急性胃肠炎、消化性溃疡、幽门梗阻、功能性消化不良等；此外，眩晕、药物副作用、中毒等也可能会导致呕吐。

《医学正传》记载了一则治疗恶心呕吐的医案。一位年近 30 岁的女性患者因产后吃得太多，导致脾气虚弱，胃气不降，消化不了食物，甚至一闻到食物的气味就觉得恶心想吐，药也喝不下，治疗起来十分困难。医生以健脾和胃降逆为治法，开出了由人参、白术、茯苓、甘草、陈皮、藿香、砂仁、神曲、生姜、大枣等药物组成的汤方让患者服用。没想到，她不仅没有吐出，而且在连续喝了几剂中药之后，恶心呕吐的症状就消失了。出现恶心或呕吐的原因有很多，只有认真辨证才能有针对性地治疗疾病。

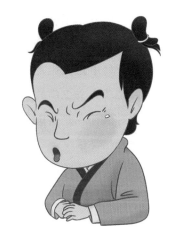

▲ 恶心

## 5. 盗汗

[读音] dào hàn

[笔顺]

| 盗 | 丶 | 冫 | 冫' | 次' | 次 | 次 | 盗 | 盗 | 盗 | 盗 | |
| 汗 | 丶 | 冫 | 氵 | 汗 | 汗 | 汗 | | | | | |

[近义词] 冷汗

[近义词读音] lěng hàn

[近义词笔顺]

| 冷 | 丶 | 冫 | 冫' | 冫 | 冷 | 冷 | 冷 | |
| 汗 | 丶 | 冫 | 氵 | 汗 | 汗 | 汗 | | |

［释义］ 盗汗指入睡时流汗，睡醒后停止流汗的症状。"盗"有"偷"的意思，强调的是在未被察觉的情况下出汗，一般发生在入睡以后，所以察觉不到，睡醒后才发现出汗，可以理解为"偷偷流汗"或"悄悄流汗"。而冷汗是可以被人体察觉的出汗，且出汗时身体不会出现发热的症状。

［知识拓展］

盗汗的中医病因是阴虚（阴偏衰）内热，到了夜晚入睡后，卫阳由表入里，腠理失去卫阳的固摄，加上内热加重，便蒸腾出汗。

古时候，在严州山寺里有一位云游僧人，身体十分虚弱，胃口也不太好，每天吃得很少。每天晚上睡着后，全身都出汗，到天亮时，衣服就已经都湿透了。这种情况持续了二十多年，一直都没有缓解。寺里的监寺对他说："我有一种药，治这个病非常有效，给你试试看。"没想到服用三天后，游僧的病就好了。后来监寺将治病的药方也告诉了游僧。药方很简单，单用一味桑叶，但是要在桑叶带着露水的时候采摘，然后将桑叶焙干后，碾成粉末，一次用两钱（约为6g），空腹时用温米汤送服。桑叶有疏散风热、清肺润燥、清肝明目的功效，既能清肺及在表的风热，又能清肝的实热，甘寒相和，还可以益阴，所以能主阴虚寒热及内热出汗，与盗汗之证多属阴虚内热的病机相对应。

（故事来源:《名医类案》）

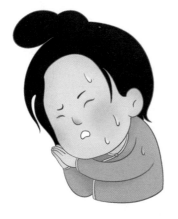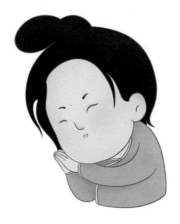

▲ 盗汗（左）、无盗汗（右）

# 6. 自汗

[读音] zì hàn

[笔顺]

| 自 | ′ | ′ | 竹 | 白 | 自 | 自 |
| 汗 | ′ | ′ | 氵 | 汀 | 沪 | 汗 |

[拓展词] 虚汗

[拓展词读音] xū hàn

[拓展词笔顺]

| 虚 | ╷ | ┤ | ┤ | 卢 | 卢 | 虍 | 虎 | 虚 | 虚 | 虚 | 虚 |
| 汗 | ′ | ′ | 氵 | 汀 | 沪 | 汗 |

[释义] 指白天大量出汗，活动后尤其明显的症状，为阳虚不能固密肌表，以致汗液外泄。自汗属于虚汗的一种，虚汗是指患者由于机体阴阳失衡而导致的出汗。

[知识拓展]

自汗强调的是出汗的条件，是指在没有明显的运动过度或天气炎热等诱发出汗因素的情况下，身体自发地出现出汗的症状，因此用"自汗"表示。

元代（中国的历史朝代之一）有一位医家名为滑寿，河南许昌人，对中医学颇有研究。据说，有一次他遇到一位患者前来求助，患者说他夏天时身上常常出汗、发冷、口干烦躁。滑寿全面了解患者的症状后，为患者把脉，发现他脉浮数而无力（脉浮：手指轻轻搭在皮肤表面就能够摸到脉搏，稍加力度向下按脉搏稍减弱；脉数：脉搏急促，跳动频率较高）。滑寿认为，这种脉象，并非人体阳偏盛时一按便鼓起来的脉象，而是阴偏盛将阳推于外的表现，这是因为患者吃了一些生冷的食品，又受到风寒激发。于是滑寿给患者服用了真武汤（中医方剂／中药汤剂名，具有温阳利水的功效），喝了三次药后，患者的症状就得到了明显改善。

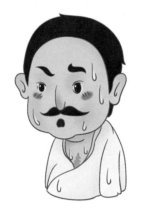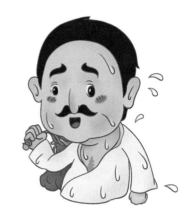

▲ 自发性出汗（左）、活动后汗出增加（右）

# 7. 潮热

[读音] cháo rè
[笔顺]

| 潮 | ` | ` | 氵 | 汁 | 汫 | 泸 | 泸 | 洁 | 渣 | 淖 | 潮 |
|---|---|---|---|---|---|---|---|---|---|---|---|
| 潮 | 潮 | 潮 | | | | | | | | | |
| 热 | 一 | 十 | 扌 | 扐 | 执 | 执 | 执 | 热 | 热 | 热 | |

[拓展词] 潮红
[拓展词读音] cháo hóng
[拓展词笔顺]

| 潮 | ` | ` | 氵 | 汁 | 汫 | 泸 | 泸 | 洁 | 渣 | 淖 | 潮 |
|---|---|---|---|---|---|---|---|---|---|---|---|
| 潮 | 潮 | 潮 | | | | | | | | | |
| 红 | ㄥ | ㄠ | 纟 | 纟 | 红 | 红 | | | | | |

[释义]　潮热是指发热起起伏伏，如潮水涨退有时的病症。潮热作为一种症状，可以出现在许多疾病中，如围绝经期综合征、内分泌

失调、慢性胃炎、糖尿病等。潮红是指皮肤表面出现的充血泛红，可分为生理性和病理性两种，生理性的潮红可在情绪波动时出现，而病理性的潮红往往伴随着潮热、出汗等症状，主要出现在妇女更年期。

[知识拓展]

潮热具体表现为患者定时发热或者体温升高，有一定规律，像潮水涨落一般定时。

有一位更年期妇女，经常感到一阵一阵的、莫名的发热，且伴随着脸部特别是眼眶下颧骨位置的泛红。在朋友的劝说下，她前往医院就诊，医生告诉她，这是由围绝经期综合征（又称更年期综合征）引起的。经过辨证、按照医嘱服用中药汤剂一段时间后，她的症状得到了改善。后来，随着更年期的结束，她的这些症状也消失了。

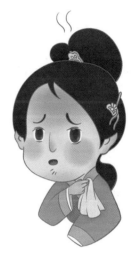

▲ 潮热

## 8. 纳差

[读音] nà chà

[笔顺]

| 纳 | ⺛ | ⺜ | ⺝ | 纟 | 纠 | 纳 | 纳 | | |
|---|---|---|---|---|---|---|---|---|---|
| 差 | ⺀ | ⺀ | 二 | 三 | 兰 | 羊 | 差 | 差 | 差 |

[拓展词] 纳呆

[拓展词读音] nà dāi

[拓展词笔顺]

| 纳 | ⺛ | ⺜ | ⺝ | 纟 | 纠 | 纳 | 纳 | |
|---|---|---|---|---|---|---|---|---|
| 呆 | ⺀ | 口 | 口 | 吕 | 早 | 呆 | 呆 | |

[释义] "纳"，广义指容纳、收纳，在这里指胃的容纳。"纳差"指食欲

不佳，表现出食量减少、打饱嗝有酸腐气息等症状。纳呆的症状
比纳差更严重，"差"为功能受损，而"呆"为呆滞不通。纳呆
表现为不思饮食，甚至停止进食的症状。

[知识拓展]

　　纳差、纳呆一般出现于患者脾胃损伤时，
如消化性溃疡、急慢性胃炎、衰老导致的消化
功能减退等。纳差的出现主要是因为疾病影响
了胃的消化功能，导致胃肠平滑肌的肌张力下
降、消化液分泌减少以及酶的活性降低，使得
进食的欲望减弱。人的脾胃就像是一座食品加
工厂，食物就是工厂生产的原材料，工厂内部
出现问题，处理原材料的能力减弱，导致原材
料在工厂堆积，新的食物难以进入，最终出现
食欲减退、食量减少、打饱嗝等表现。

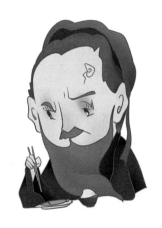

▲ 纳差

# 9. 刺痛

[读音]　cì tòng

[笔顺]

| 刺 | 一 | ㅜ | 币 | 市 | 朿 | 束 | 剌 | 刺 | | | |
|---|---|---|---|---|---|---|---|---|---|---|---|
| 痛 | 丶 | 亠 | 广 | 广 | 疒 | 疒 | 疒 | 疠 | 痄 | 病 | 痛 |

[拓展词]　绞痛

[拓展词读音]　jiǎo tòng

[拓展词笔顺]

| 绞 | 乙 | 纟 | 纟 | 纟 | 纩 | 纩 | 纹 | 纺 | 绞 | | |
|---|---|---|---|---|---|---|---|---|---|---|---|
| 痛 | 丶 | 亠 | 广 | 广 | 疒 | 疒 | 疒 | 疠 | 痄 | 病 | 痛 |

[释义]　刺痛形容疼痛的感觉像被针刺，多见于跌仆损伤后，强调疼痛的
　　　　感觉性质，多为瘀血阻滞所致。而绞痛在医学上指内脏痉挛性的

剧烈疼痛，临床上常见于心绞痛、胃肠穿孔、急性胰腺炎、阑尾炎、结石等疾病。

[知识拓展]

刺痛的原因除了外伤外，还有骨质增生、肿瘤压迫、带状疱疹等瘀血内阻的情况。清代医家张千里就曾治疗过这样一位患者。患者一见到张千里就跪倒在地，求张千里救他。他告诉张千里，几天前，他突然感到左侧胁肋部位（胸部侧面）刺痛难忍，就像是被一根针深深地扎了进去，同时还有嗳气、肠鸣等症状，舌苔也是黄色的。为了止痛，他尝试过很多方法，但效果都不明显。张千里仔细检查了他的疼痛部位，没有发现明显异常，随后又详细询问了他的生活起居、性格偏好等，发现这位患者素来易怒善争，性格孤僻，常埋怨生活上处处不如意。结合以上情况，张千里判断是肝气横逆、气滞血瘀所致，开了具有疏肝、降逆、和胃功效的药方，通过理气帮助行血，并嘱咐患者除了要定期服药，在日后生活中还要注意与人为善、保持积极的心态。不久，患者就痊愈了。这则故事启示我们，导致刺痛的病因有很多，不能一概而论，需仔细、全面了解病情，再进行辨证论治。

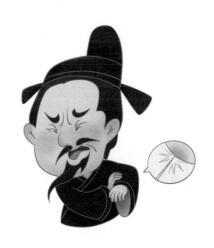

▲ 刺痛

## 参考文献

[1] 石增立，王佐贤，郎志峰. 病生理学 [M]. 北京：人民军医出版社，2003.

[2] 杨映映，邸莎，李青伟，等. 桑叶的配伍经验及用量探究 [J]. 世界中医药，2019，14（04）：1051-1055.

[3] 马芝艳，苏新民. 不同语境下潮热的英译问题 [J]. 中国中医药现代远程教育，2022，20（12）：133-135.

[4] 童桦，童岩. 参苓白术散加减治疗小儿厌食症80例 [J]. 中医药学刊，2005，（02）：365.

概览·中医诊治技术

## 1. 望诊

[读音] wàng zhěn

[笔顺]

| 望 | 丶 | 一 | 亠 | 亣 | 钌 | 玎 | 玥 | 玥 | 玡 | 望 | 望 | 望 |
| 诊 | 丶 | 讠 | 讠 | 诊 | 诊 | 诊 | 诊 | | | | | |

[拓展词] 视诊

[拓展词读音] shì zhěn

[拓展词笔顺]

| 视 | 丶 | 亍 | 衤 | 礻 | 礼 | 初 | 视 | 视 |
| 诊 | 丶 | 讠 | 讠 | 诊 | 诊 | 诊 | 诊 | |

[释义] 望诊是中医四种诊断手段之一，一般以神色（望目光、面色）、舌
诊（望舌体、舌苔）为重点（小儿还包括望指纹）。而视诊是现
代医学中的一种诊断手段，主要观察患者的一般状态和全身体
征，如发育、营养、体型等，以及身体各部分的改变，如皮肤、
黏膜、眼等。就观察范围而言，望诊包含视诊。

[知识拓展]

　　医生通过观察患者的形体、神色、体表各部以及舌体、舌苔、大小便
和其他分泌物等，获取与疾病有关的资料，从而确定疾病发生的位置、性
质，称为望诊。在《针灸甲乙经》中记载着一则关于张仲景高超望诊水平
的故事。

　　张仲景是我国东汉末年的著名医家，著有《伤寒杂病论》，此书为后
世中医学发展奠定了基础。

　　一天，张仲景在都城洛阳一带行医，遇到了王仲宣（王粲）。王仲宣

仅二十岁出头，便已经是一位远近闻名的作家了。张仲景凭自己丰富的诊疗经验，观察王仲宣的形体、神色后，敏锐地发现他身上隐藏着可怕的疾病。他对王仲宣说："你已经患病了，应该及早治疗。如果不这样做，到了四十岁，眉毛就会脱落，眉毛脱落半年后，就会死去，现在服五石汤，还可以挽救。"王仲宣听后不信，二十年后，他的眉毛果然慢慢地脱落，眉毛脱落后半年就去世了。这一故事的真实性虽有待商榷，但启发我们，杰出的医师具备细致入微的观察能力，仅通过望诊就能收获丰富的信息，可以为正确诊断疾病奠定良好基础。

## 原文试读

仲景见侍中王仲宣，时年二十余，谓曰：君有病，四十当眉落，眉落半年而死，令服五石汤可免。

仲宣嫌其言忤，受汤而勿服。

居三日，见仲宣谓曰：服汤否？

仲宣曰：已服。

仲景曰：色候固非服汤之诊，君何轻命也。

仲宣犹不信。

后二十年果眉落，后一百八十七日而死，终如其言。

（节选自《医史·张机传》）

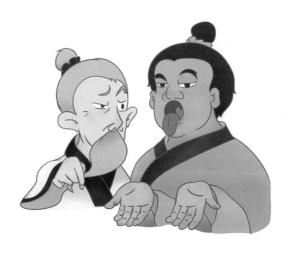

▲ 望诊舌象

## 2. 闻诊

[读音] wén zhěn

[笔顺]

| 闻 | 丶 | 丨 | 冂 | 闩 | 闩 | 间 | 闻 | 闻 | 闻 |
|---|---|---|---|---|---|---|---|---|---|
| 诊 | 丶 | 讠 | 讠' | 讼 | 讼 | 诊 | 诊 | | |

[释义] "闻"常用来表示用鼻子嗅气味，在清代陈昌治刻本《说文解字》中，"闻"字由"耳""门"组成，因此也有用耳朵听的意思。闻诊指运用听觉和嗅觉，分辨患者发出的声音和散发出的各种气味（包括分泌物、排泄物的气味），从而推断疾病的一种诊法，是中医四种诊断手段之一。

[知识拓展]

对于部分疾病，患者所散发的味道具有明确的指向性，有利于疾病的鉴别。比如，若患者生活的空间中出现烂苹果的味道，可能是糖尿病酮症酸中毒引起的。糖尿病患者的血糖调节激素分泌异常，体内的脂肪被超量分解，产生大量的酮体，而这些酮体无法被及时分解，在人体内大量堆积，因此呼气会伴有烂苹果的味道。

古代医家不仅能通过闻诊对疾病进行诊断，还能够在诊断的同时以气味来治疗疾病。根据《清史稿》记载，具有"温病四大家"称号的医家叶天士就巧妙地利用气味来治疗疾病，他是怎么做的呢？

据说，有一位公子，家庭比较富裕，从小养尊处优，极少进行身体活动，长年累月，身体逐渐虚弱，甚至出现不想吃饭的症状，仅凭喝水度日，整日昏睡。他的父亲担心他这样长久不吃饭，身体更加糟糕，于是向叶天士求助。叶天士一进入他的房间，便掩鼻而出，说："我知道怎么治病了。"接着让他的家人准备装有放置了多日尿液的桶，将尿液舀起，从房间高处倒入空桶内，重复这个动作很多次，使整个房间都弥漫着尿液的臭味。随后，患者睁开眼睛表示自己饿了想进食。他的父亲感到十分惊讶，好奇为何尿液的气味还可以治病？叶天士便解释道："我刚进到公子房间，就闻到了浓烈的香味，想必是房间里放了太多的香料等辛香之品，使得公子元气耗散，睡而不醒。放置多日的尿液因臭生酸，酸能收，故用该法使酸臭之气从口鼻而入，以收耗散之元气，所以公子能够醒来。"此故事虽有夸大之嫌，却也从侧面反映了闻诊的重要性。

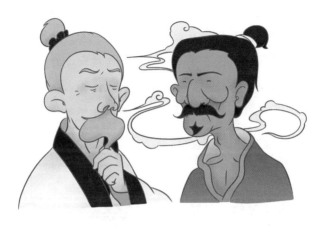

▲ 闻诊（嗅气味）

## 3. 问诊

[读音] wèn zhěn

[笔顺]

| 问 | 丶 | 冂 | 门 | 问 | 问 | 问 | | | |
|---|---|---|---|---|---|---|---|---|---|
| 诊 | 丶 | 讠 | 讠 | 诊 | 诊 | 诊 | 诊 | | |

[释义] 问诊是一种采用对话方式向患者及其知情者收集疾病的发生发展、当下症状、治疗经过及其他与疾病有关的情况，以协助诊断疾病的方法，是中医四种诊断手段之一。

[知识拓展]

通过问诊了解既往病史与家族病史、起病原因、发病经过、治疗过程、主要痛苦、自觉症状、饮食偏嗜（饮食的喜好或厌恶）等情况，结合望诊、切诊、闻诊综合分析，作出判断。采集病史是现代医学诊疗过程中的重要步骤，病史的采集过程需要通过询问患者或其家属实现，在现代中医中，问诊与采集病史方式及内容相似，但侧重方向不同。

明末清初医家傅青主认为问诊是诊治疾病的关键，是临床过程中收集患者症状和体征的首要任务。

有一位妇人月经不规律，有时提前，有时延后，没有固定的周期。为此她寻访过很多大夫，大多认为她的月经不规律是气血虚弱引起的，服用了很多补益气血的汤药，但一直效果不佳。有一天，她向清代名医傅青主求医，通过仔细的问诊，傅青主了解了妇人起病和诊疗的经过，发现她日常生活中经常因为小事生气，郁郁寡欢，至此傅青主明白了妇人的病因并不是气血虚弱，而是肝气郁结，肝为肾之子，肝郁则肾气不畅，故而经水断断续续，前后不定期。他当即作出诊断，并用舒肝肾之气、补肝肾之精的方法，用四剂定经汤治愈了困扰妇人多时的月经难题。此医案最后收录在他所著的《傅青主女科》。

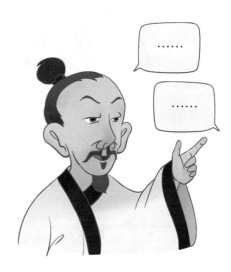

▲ 问诊

问诊可以为医生提供线索，详尽的问诊不仅可以帮助辨别病理性的疾病，还有利于发现心理上的问题，从而提高疾病治疗的效果。因此，我们在寻求医生治疗时，应尽可能主动提供自己的症状表现、性格、饮食习惯等信息。

# 4. 切诊

[读音] qiè zhěn

[笔顺]

| 切 | 一 | 七 | 切 | 切 | | | |
|---|---|---|---|---|---|---|---|
| 诊 | 丶 | 讠 | 讠 | 讠' | 诊 | 诊 | 诊 |

[拓展词] 触诊

[拓展词分级情况] 触：5级；诊：5级

[拓展词读音] chù zhěn

[拓展词笔顺]

| 触 | 丿 | 乛 | 广 | 丆 | 角 | 角 | 角 | 角 | 舶 | 舶 | 触 | 触 |
|---|---|---|---|---|---|---|---|---|---|---|---|---|
| 触 | | | | | | | | | | | | |
| 诊 | 丶 | 讠 | 讠 | 诊 | 诊 | 诊 | 诊 | | | | | |

[释义] "切"字，多音字。当"切"字发"qiè"音时有密合、贴近的意思。切诊是中医师运用双手对患者体表进行触摸、按压从而获得重要体征以诊察疾病的方法，是中医四种诊断手段之一。触诊是指医生通过对患者体表进行触摸按压，进行诊断的诊察方法，这与现代医学的体格检查十分相似。

[知识拓展]

切诊包括脉诊、按诊两部分。脉诊是指通过直接触摸感知患者脉象，从而了解患者整体气血、脏腑情况，所以脉诊为切诊最主要的内容。一般正常的脉象呈现不大不小、不浮不沉、节奏一致、和缓从容等迹象，异常的脉象通常提示体内出现异常，可能是病证，也可能是先天体质异常。

《说文》中"脉"字并无详解，根据其异体字"脈"推测其为水系之意，在医学上引申为遍布周身、运行血液的血管循环系统。脉诊的创始者已无从考察，多以《史记·扁鹊仓公列传》的"至今天下言脉者，由扁鹊也"为依据，认为脉诊出现在公元前5世纪左右。与《史记》同年代的《淮南子·泰族训》中也提到"所以贵扁鹊者，非贵其随病而调药，贵其厌息脉血而知病所从生也"。以此为据，扁鹊成为"抚息脉而知疾之所由生"的脉诊代表人物。其后又有长沙马王堆三号汉墓出土的《足臂十一脉灸经》《阴阳十一脉灸经》《阴阳脉死候》《脉法》，以及江陵张家山汉墓出土的《脉书》，对脉证、脉与内脏和相关疾病的关系有零散记载，建立了脉证关系的基本框架。

许多人一听到中医，第一印象就是把脉（脉诊）。切诊要求医生具有丰富的临床经验和具象思维，也是新入门的中医师学习过程中的一大难点。

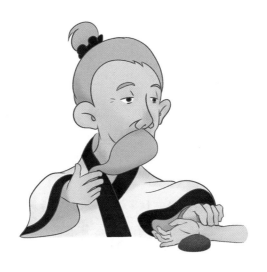

▲ 切诊（脉诊）

# 5. 中药汤剂

[读音] zhōng yào tāng jì

[笔顺]

| 中 | 丶 | 口 | 口 | 中 | | | | |
| 药 | 一 | 艹 | 艹 | 艻 | 药 | 药 | 药 | 药 |
| 汤 | 丶 | 丶 | 氵 | 汋 | 汤 | 汤 | | |
| 剂 | 丶 | 亠 | 文 | 文 | 齐 | 齐 | 齐 | 剂 |

[释义] 中药汤剂是指将中药药材、中药饮片加水煎煮或沸水浸泡后，去渣取汁得到的液体制剂。

[知识拓展]

根据药材的性质和临床需要，常把药材切成片状、丝状或破碎成段状、块状等一定的规格，使药物有效成分易于溶出，并便于进行炮制及储存。中药药材经加工后，成为中药饮片。中药汤剂适应中医辨证施治的需要，将不同的中药材饮片灵活组合，进行煎煮或沸水浸泡后得到的液体为中药煎剂。

相传，中药汤剂源于商代杰出烹饪家、医药学家伊尹。伊尹从做饭的原理中得到启发，既然生米生菜可以通过加热做成美味佳肴，那为什么不能将各种草药一起煮成药汤呢？在无数次不断地摸索中，伊尹创造出被后人广泛使用的中药服用方式——中药汤剂。一碗中药自古流传至今，不仅承载着中医的智慧，还承载着以人为本的人文关怀。

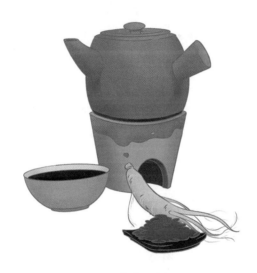

▲ 中药汤剂

## 6. 中成药

[读音] zhōng chéng yào

[笔顺]

| 中 | 丨 | 口 | 口 | 中 | | | | | |
|---|---|---|---|---|---|---|---|---|---|
| 成 | 一 | 厂 | 厅 | 成 | 成 | 成 | | | |
| 药 | 一 | 艹 | 艹 | 艻 | 药 | 药 | 药 | 药 | 药 |

[释义] 中成药是以中药饮片为原料，在中医药理论指导下，为了预防及

治疗疾病的需要，按规定的处方和制剂工艺加工制成一定剂型的现成中药，是一类经国家药品监督管理部门批准的商品化的中药制剂。

[知识拓展]

中成药包括丸、散、膏、丹各种剂型，中成药种类、数量多是我国历代医药学家经过数千年医疗实践创造、总结的有效方剂的精华。

"片仔癀"（一种中成药名）的名称源于闽南语，具有清热解毒、凉血化瘀、消肿止痛的功效，可用于治疗热毒血瘀所致急慢性病毒性肝炎、痈疽疔疮、无名肿毒、跌打损伤及其他炎症。片仔癀的制作技艺被纳入国家级非物质文化遗产代表性项目名录，其产品被列为2019年度中国中药品牌、上海世博会福建馆指定礼品。

传说在明代嘉靖年间，有一位御医隐姓埋名，来到福建漳州东门外璞山岩寺出家成为僧人。当时寺中的和尚勤练功夫，但经常练功难免受伤。于是，御医就收集中草药，按照家族传下来的方法做成药块，并将药块切成片，这样既可以口服，也可以外用。僧人们用了这药之后，很快就康复了。渐渐地，这种药的神奇疗效就流传开来，附近百姓如果有病痛也常到寺庙求药救治，这种药就是后来的"片仔癀"。如今片仔癀不仅在国内有较好的发展，而且畅销海外，有着良好的口碑。

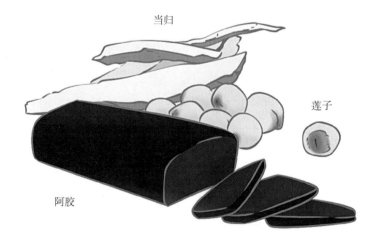

▲ 中成药

## 7. 膏方

［读音］ gāo fāng

［笔顺］

| 膏 | 丶 | 一 | 亠 | 六 | 古 | 亢 | 高 | 高 | 高 | 膏 | 亭 | 膏 |
|---|---|---|---|---|---|---|---|---|---|---|---|---|
| 膏 | 膏 | | | | | | | | | | | |
| 方 | 丶 | 亠 | 宁 | 方 | | | | | | | | |

［释义］ 膏方是在大型复方汤剂的基础上，根据人的不同体质、不同临床表现等，经过辨证论治而确立不同处方，加入少量水，经长时间煎煮后掺入辅料制成的一种稠厚状半流质或冻状剂型。

［知识拓展］

膏方又叫膏剂，以其剂型为名，属于中医里"丸、散、膏、丹、酒、露、汤、锭"八种剂型之一。膏方是由多味中药组成的膏状药物，一般由二十味左右中药组成，具有较好的滋补作用。

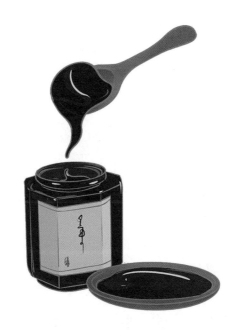

▲ 膏方

唐代名臣魏征十分孝顺。据说，其母亲患有咳嗽气喘多年，魏征四处求医，但是母亲的病情没有明显改善。当时的皇帝被魏征的孝心感动，指派御医为他的母亲诊治。御医详细诊断后，开出一剂由川贝、杏仁、陈皮、半夏组成的汤剂。魏征的母亲觉得中药喝起来很苦，不愿意喝，表示想要吃梨。但当时母亲年纪已大，牙齿脱落，连小块梨都无法咀嚼，这让魏征感到十分为难。这时，魏征想到用梨片加糖煎成梨汁给母亲喝，没想到母亲非常喜欢。后来，魏征将梨汁与汤药一起煎煮，这样母亲也能喝下治病的汤药了。但是没想到煎煮时间过长，他不小心将汤汁熬成了黏稠的块状。魏征尝了尝，发现这样熬煮出的糖块入口即化，不像药汤般难以下咽，便继续拿给母亲服用。母亲更是喜欢，于是魏征就按照这个方法每天做给母亲吃。不久后，母亲胃口变好了，咳嗽气喘也消失了。魏征的这种做法启发了当时的医师们，他们尝试用这一妙计来为患者治病疗疾，取得了良好的效果。后世医家在此基础上逐步衍化出川贝雪梨膏等膏方，被不少企业规模化生产，许多家庭也常备膏方，以备不时之需。

# 8. 针刺

[读音]　zhēn cì

[笔顺]

| 针 | 丿 | ⺀ | ⺊ | 钅 | 钅 | 钅 | 针 | | |
|---|---|---|---|---|---|---|---|---|---|
| 刺 | 一 | ⼂ | ⼞ | 市 | 束 | 束 | 刺 | 刺 | |

[释义]　以针具刺入人体一定的穴位（或一定部位），并施以不同的手法，给予一定的刺激，从而激发经络之气以达到治病的目的。

[知识拓展]

　　在中医理论的指导下，将针具（通常指毫针）按照一定的角度刺入患者体内，运用捻转、提插等手法来对人体特定部位进行刺激，从而达到治疗疾病的目的。刺入点即称为穴位。

　　针刺常用来治疗外科、内科、儿科、妇科等疾病，具有疏通经络、扶阳祛邪等功效，对于颈椎病、肢体疼痛、腰椎间盘突出、急性扭伤等具有显著疗效。进行针刺治疗时，要注意针刺的位置、角度、深度与手法，对于过度疲劳、饥饿、精神紧张、虚弱及凝血功能障碍等患者，不宜马上针刺。另外，小儿与孕妇都有不同的治疗禁忌，对这些人群开展针刺治疗时务必谨慎选择治疗方式。

针刺因其疗效好、见效快、治疗便捷的特点，受到古代医家的一致好评。"金元四大家"之一的李东垣就曾经利用针刺巧治眩晕。那是一年春天，一位年近七十岁的官员找到李东垣求助。官员的脸像是喝醉酒一般，面目紫红，自觉喉咙里有黏稠的痰液，脑袋晕晕沉沉的，整个人就像浮在云上，眼睛感觉看不清东西。李东垣在了解情况后，取出三棱针在患者两眉毛中间的印堂穴处扎针反复运行了几下，不一会儿，有少量血从印堂流出，血流停止后，官员顿时感觉神清气爽，晕晕乎乎的感觉也消失了。

在中医治疗中，针刺是一种重要的治疗手段。对于部分中药汤剂无法奏效的疑难杂症，或无法服用药物的患者，可以考虑配合针刺治疗。此外，联合使用合适的针刺与中药汤剂可以增强疗效。

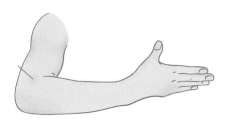

▲ 针刺曲池

# 9. 推拿

[读音] tuī ná

[笔顺]

| 推 | 一 | 亅 | 扌 | 扌 | 扩 | 扩 | 拃 | 拃 | 推 | 推 |
| 拿 | 丿 | 人 | 介 | 介 | 令 | 令 | 盒 | 拿 | 拿 | 拿 |

---

[释义] 推拿是指医者运用自己的双手作用于患者体表、受伤的部位、不适所在、特定的腧穴、疼痛的地方，以达到疏通经络、推行气血、扶伤止痛、祛邪扶正、调和阴阳、延长寿命的功效。

[知识拓展]

推拿的手法包括推、拿、按、摩、揉、捏、点、拍等，形式多样，不同推拿手法、不同患者、不同病情所需力道也不同。按摩与推拿都是通过一定的手法缓解不适，推拿是以治疗疾病为目的，要求手法更加规范，操作人员需要持有专业资质；而按摩是以保健为目的，无论是否患有疾病都可以使用按摩来缓解不适或放松肌肉、关节，对手法的要求较为宽松些。

推拿主要用于治疗骨科疾病，如颈部推拿可用于治疗颈椎病、落枕等疾病；腰部推拿可用于治疗腰椎间盘突出、腰肌劳损、急性腰扭伤等疾病。

小儿推拿捏脊疗法是一种古老且实用的按摩方式，主要是通过捏提等按摩手法作用于小儿背部的督脉和足太阳膀胱经，以达到治疗疾病及改善小儿体质的目的。以下是具体的步骤和应用。

（1）具体步骤

1）让孩子俯卧于床上，或趴在大人腿上，或将孩子抱起趴在母亲肩上，露出脊背，注意背部应保持平直、放松。

2）站在孩子后方，两手的中指、无名指和小指握成半拳状。指半屈，用双手示指中节靠拇指的侧面，抵在孩子的尾骨处；大拇指与示指相对，向上捏起皮肤，同时向上捻动。

3）两手交替，沿脊柱两侧自长强穴（肛门后上3～5厘米处），向上边推边捏边放，一直推到大椎穴（颈后平肩的骨突部位），此为捏脊一遍。

4）第2、3、4遍仍按前法捏脊，但每捏3下需将背部皮肤向上提一次。再重复第一遍的动作两遍，共6遍。

5）最后用两拇指分别自上而下揉按脊柱两侧3～5次。

（2）应用

1）捏脊疗法可以刺激人体的植物神经干和神经节，通过复杂的神经、体液机制作用，提高机体免疫功能，并整体地、双向地调节内脏活动，从而防治多种疾病。

2）捏脊疗法适用于半岁到 7 岁左右的孩子。年龄过小的宝宝皮肤娇嫩，若力度掌握不好，容易造成皮肤破损；年龄过大则因为背肌较厚，不易提起，穴位点按不到位而影响疗效。

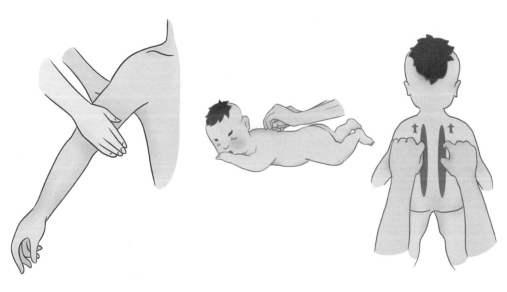

▲ 推拿　　　　　　　　　　　　▲ 捏脊

## 10. 刮痧

[读音] guā shā

[笔顺]

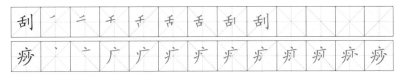

[释义] 刮痧以中医经络腧穴理论为指导，通过特制的刮痧器具，一般采用边缘光滑的嫩竹板、小汤匙、硬币等工具，蘸取食油、药油或清水在体表部位进行相应的手法（如由上而下、由内向外反复刮动），使皮下出现红色粟粒状或暗红色出血点等"出痧"变化，从而达到活血透痧的作用，用以治疗疾病。

[知识拓展]

相传在远古时期，人类在用火取暖时，发现用火烘烤身体的某些部位会有舒服的感觉。后来人类又发现，当使用烤热的石头刺激身体时，可以治疗风湿、肿毒（以前部分人类居住在原始山洞中，容易患风湿、肿毒）。再后来，人类又发现用烤热的砭石（磨细的石头）刺破脓肿，可起到一定的治疗效果。渐渐地，人们就认为用热的石头可以治愈一些疾病。

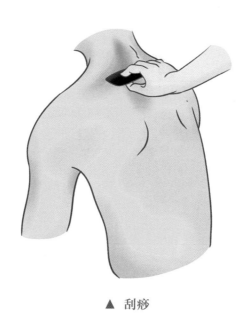

▲ 刮痧

# 11. 拔罐

[读音] bá guàn

[笔顺]

| 拔 | 一 | 十 | 扌 | 扩 | 扩 | 扏 | 拔 | 拔 | | | |
|---|---|---|---|---|---|---|---|---|---|---|---|
| 罐 | ﹨ | ﹑ | ﹟ | 午 | 缶 | 缶 | 缶 | 缶 | 缶 | 缶 | 缶 |
| 缶 | 缶 | 缶 | 缶 | 缶 | 罐 | 罐 | 罐 | 罐 | 罐 | 罐 | |

[释义] 拔罐是一种以罐为工具，利用燃火、抽气等方法使罐内产生负

压，罐身吸附于腧穴或体表的一定部位，造成局部充血，以达到通经活络、行气活血、消肿止痛、祛风散寒等作用的中医疗法。

[知识拓展]

拔罐疗法，古称"角法"，在我国有着悠久的历史。早在原始社会时期，人们就将牲畜的角（如牛角、羊角等）磨成有孔的筒状，刺激患处后，用角吸出脓血，这是最早的拔罐疗法。

如今，拔罐的罐子可选择由玻璃、竹制和陶土烧制而成的，这些罐子被称为火罐，使用前需检查罐身无破裂，使用时通过点燃火的方式，消耗罐内的空气，造成罐内负压以便吸附在患部皮肤上，使局部充血。治疗结束后，操作者右手扶住罐体，左手以拇指或示指从罐口旁边轻柔按压，此时注意扶稳罐身，待空气进入罐内，即可将罐取下。拔罐时应采取适当体位，一般选取肌肉较厚的部位。骨骼凹凸和毛发较多处不宜拔罐，且由于拔罐时需暴露一部分体表皮肤，故还应注意保暖。

张阿姨长期受慢性关节炎困扰，在阴雨天时关节疼痛加剧。尽管尝试了多种药物，她的症状依然未见显著改善。即使夏日酷暑，张阿姨也避免

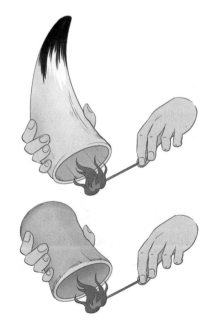

▲ 牛角罐拔罐（上）与竹罐拔罐（下）

穿裙装，并且不使用空调与风扇。后来，经朋友推荐，张阿姨了解到拔火罐对缓解关节炎有一定疗效，决定尝试。

在接受治疗时，医生使用酒精棉球点燃后在罐内快速旋转一圈，随即将火罐迅速贴附在张阿姨关节附近的皮肤上，形成负压吸附。治疗结束后，拔罐区域皮肤呈现红色，医生解释这是正常的充血反应，数日后会自然消退。

张阿姨初次体验后虽觉得有轻微舒缓，但效果并不明显，而后经过半年持续治疗，关节疼痛状况得到了显著改善。拔火罐疗法对关节炎及肌肉损伤的康复有积极作用，但由于涉及明火操作，需要由具备专业技能的医生执行，以防烫伤风险。近年来，随着技术进步，出现了无需明火的新型拔罐方式，如真空罐和硅胶罐，既安全又便捷，适用于人们日常保健的需求。

# 12. 艾灸

[读音] ài jiǔ

[笔顺]

| 艾 | 一 | ナ | 艹 | 艿 | 艾 | | | | | |
|---|---|---|---|---|---|---|---|---|---|---|
| 灸 | ` | ク | 久 | 久 | 炙 | 多 | 灸 | | | |

[释义] 艾灸是指将艾叶制成的艾条、艾炷燃烧后，以产生的艾热刺激人体穴位或特定部位，通过激发人体正气，调整脏腑功能，增强抗病能力，从而达到防病治病目的的一种治疗方法。

[知识拓展]

艾灸可分为艾炷灸、艾条灸、温针灸与温灸器灸，其中艾炷灸与艾条灸运用较为广泛。艾炷灸又分为直接灸与间接灸，是以艾绒制成的三角锥形艾炷直接或间接放于穴位上进行艾灸治疗。艾条灸又分为悬起灸与实按灸，悬起灸是治疗时艾条与穴位保持一定距离，实按灸则是隔着数层布或棉纸将药物艾条实按在穴位上，使热气透入皮肉。悬起灸较为温和，且易于操作，是日常生活中常用的保健方法之一。

《旧唐书》记载唐代柳公度（书法家柳宗元的堂兄）活到了八十多岁。这在平均寿命不超过四十岁的古代，可谓是高寿了。人们纷纷向他请教养生秘诀，柳公度说他的养生秘诀非常简单：经常艾灸气海穴。随着年龄的增长，人体气机运行能力逐渐减弱，相应的脏腑功能也会减弱，艾灸具有激发人体之气的作用，同时对人体有温煦的作用。从中医角度而言，艾灸可使机体保持相对活跃的状态，对于周身气机调节也有益处。

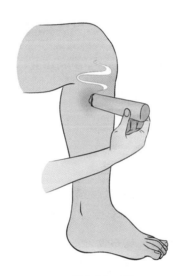

▲ 艾灸足三里

## 13. 外敷

［读音］　wài fū

［笔顺］

| 外 | 丶 | 夕 | 夕 | 外 | 外 | | | | | | |
|---|---|---|---|---|---|---|---|---|---|---|---|
| 敷 | 一 | 厂 | 厅 | 百 | 百 | 甫 | 甫 | 甫 | 軎 | 尃 | 尃 |
| 尃 | 敷 | 敷 | | | | | | | | | |

［拓展词］　敷贴

［拓展词读音］　fū tiē

[拓展词笔顺]

| 敷 | 一 | 厂 | 戸 | 百 | 百 | 甫 | 甫 | 甫 | 重 | 勇 | 勇 | 勇 |
|---|---|---|---|---|---|---|---|---|---|---|---|---|
| 勇 | 勇 | 敷 | | | | | | | | | | |
| 贴 | 丨 | 冂 | 贝 | 贝 | 则 | 贴 | 贴 | 贴 | 贴 | | | |

[释义] 将预先调制好的药物平摊于棉垫或者纱布上，并在药物上面加一大小相等的棉纸或者纱布，对需要外敷的局部皮肤进行清洁处理后，将带有药物的棉纸或者纱布敷于患处或者特定穴位上，用医用胶布或者绷带固定。此法具有舒筋活络、祛除瘀血、消肿止痛、清热解毒等作用。

[知识拓展]

在原始社会时代，人类与猛兽搏斗后易受外伤，当时还没有药物，人们便尝试将随处可见的树叶、草茎之类的植物捣烂并涂敷到伤口上，后来，他们发现有些植物外敷能减轻疼痛和止血，甚至可以加速伤口愈合。此后，中药外治法不断改进、创新，晋、唐朝之后（中国医学史上第一部外治专著《理瀹骈文》）已出现贴敷疗法和其他学科相互渗透与结合的运用研究，贴敷疗法也常被用于治疗感冒、呕吐、发热、火眼等疾病。

在我国东汉建安时期，有一位医术高明的医生名叫董奉，他不求名利、乐善好施的高尚医德被人们传为佳话。人们把他同当时谯郡的华佗、南阳的张仲景并称为"建安三神医"。

据说有一次，一中年男子被家人用板车拉着来到杏林草堂。家人告诉董奉，男子多年来肢体疼痛、麻痹，后来逐渐发展到手脚难以屈伸、周身肌肤溃烂不堪、体臭难闻、疼痛难忍，乞求董奉救治男子。董奉听后，仔细察诊观脉，只见患者腕、肘、膝、踝红肿如罐样粗大，舌苔泛白，脉象时快时慢。董奉让男子在内房坐着休息，取出杏树皮、杏树根、桑葚、蒲公英等药物和一匹麻布置于锅中同煎。汤药煎熬好后，让男子除去全身衣物，用蘸有药水的麻布将其全身裹得严严实实。不久，男子大汗淋漓，全身疼痛明显，喘气声粗。董奉听后，认为中药外敷功效已起，接下来就可以结合其他方法进行治疗。二十天后，男子康复了。

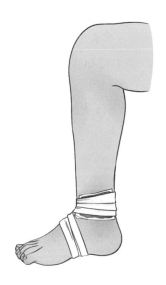

▲ 用蘸有药水的麻布外敷

董奉医术高明，治病不取钱物，重病愈者只要在山中栽杏五株，轻病愈者栽杏一株就可以了。数年之后，董奉后山上的杏树成千上万，郁然成林。春天杏子熟时，董奉便在树下建起一草仓储存杏子。需要杏子的人，可用谷子自行交换。董奉将换来的谷子全部用于赈济贫民，供给路过的行人。后世"杏林春暖""誉满杏林"之语，皆来源于此，以称誉医术高尚的医家。

## 参考文献

［1］张志寿. 医生的思维与工作技巧［M］. 北京：人民军医出版社，2001.

［2］龚福章，艾政才，陈华章. 寒温相济阴阳平秘——《千金方》组方用药辨析［J］. 中医药通报，2010，9（04）：39-40.

［3］徐荣鹏，黄文琴，张正浩. 品对联学中药［M］. 广州：广东科技出版社，2013.

［4］李瑞珍，夏春明，王忆勤，等. 基于频繁模式挖掘算法的中医问诊策略研究［J］. 世界科学技术－中医药现代化，2024，26（06）：1608-1617.

［5］李莲芳. 中药传统技能［M］. 昆明：云南科技出版社，2021.12.

［6］樊丹采. 基于蛋白组学和代谢组学技术探索片仔癀对小鼠肝移植瘤的作用机制［D］. 广州：广州中医药大学，2020.

［7］吴佳慧，杨迪，吴书平. 膏方制备及对改善患者服药依从性的探讨［J］. 中国中医药现代远程教育，2024，22（03）：165-168.

［8］李青，宋月航. 小故事大健康［M］. 北京：中国中医药出版社，2012.07.

［9］于志远. 对症按摩艾灸拔罐刮痧百病消［M］. 北京：中医古籍出版社，2018.

# 肆 认识·生活常见中药

## 1. 生姜

[读音] shēng jiāng

[笔顺]

| 生 | 丿 | ㇒ | ㇗ | 牛 | 生 | | | | | |
| 姜 | 丷 | ㇐ | ㇟ | ㇦ | 并 | 羊 | 姜 | 姜 | | |

[释义] 生姜，中药名，为姜科植物姜 *Zingiber officinale* Rosc. 的新鲜根茎。形状粗而不规则，极辣而有芳香，被广泛用作香料，亦可入药。

[知识拓展]

生姜别名有姜根、百辣云、勾装指、因地辛、炎凉小子、鲜生姜。姜的根茎（干姜）、栓皮（姜皮）、叶（姜叶）均可入药。生姜味辛，性微温，归肺、脾、胃经。具有解表散寒、温中止呕、温肺止咳、解毒的功效，常用于风寒感冒，胃寒呕吐，肺寒咳嗽，解鱼蟹毒。

自古以来，中国流传着"神农尝百草，以辨药性"的神话故事，而"生姜"名字的由来，就与神农氏有关。

相传，有一次神农氏在山上采药，进食一种有毒植物后，肚子疼得像被刀子割一样，胸闷（胸口闷重的感觉），感觉无法呼吸，天旋地转，随后晕倒在树荫下。然而，神农氏是幸运的，当他醒来时，发现自己身旁有一丛青草，叶子尖尖的，散发着浓烈的芳香，闻后他觉得神清气爽，胸闷和头晕的感觉也逐渐消失。于是神农氏将这株青草连根拔起，取下这株青草的块根部分，嚼了起来，这个块根尝起来味道很刺激，有一种辛辣感。咀嚼过后，神农氏感觉肚子里翻腾得厉害，咕噜咕噜地响，一阵泄泻（腹泻、拉肚子）过后，中毒的症状缓解了。神农氏觉得这株植物，能令人起死回生，效果神奇，而神农氏姓"姜"，就把这尖叶植物取名为"生姜"。

53

直至今日，生姜在日常生活中的使用仍非常普遍，在中国一般用"姜"来简称"生姜"。中国民间俗语"冬吃萝卜夏吃姜，不劳大夫开药方"就进一步说明了食用"生姜"的最佳季节——夏季。在我国各地，夏季炎热，为了降温人们常开空调降温，摄入冷饮和寒凉食物的频率也增高，而过量摄入寒凉会给身体带来不良影响，这种不良影响通过食用姜能有所减轻。也正因此，有一句话叫"夏季多吃姜，胜过喝参汤"。

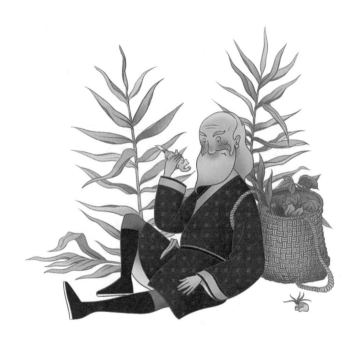

▲ 神农氏服用生姜解毒

## 2. 辣椒

［读音］ là jiāo

［笔顺］

| 辣 | 丶 | 亠 | 立 | 立 | 立 | 斉 | 斉 | 剌 | 剌 | 辣 |
|---|---|---|---|---|---|---|---|---|---|---|
| 辣 | 辣 | | | | | | | | | |
| 椒 | 一 | 十 | 木 | 木 | 札 | 杓 | 村 | 村 | 椒 | 椒 |

［拓展词］ 蜀椒

［拓展词读音］ shǔ jiāo

［拓展词笔顺］

| 蜀 | 丶 | 冖 | 冖 | 罒 | 罒 | 罒 | 罒 | 罒 | 罒 | 蜀 | 蜀 |
|---|---|---|---|---|---|---|---|---|---|---|---|
| 蜀 | | | | | | | | | | | |
| 椒 | 一 | 十 | 才 | 木 | 朾 | 朾 | 朾 | 村 | 村 | 栌 | 椒 |

［释义］ 辣椒，中药名，为茄科植物辣椒 *Capsicum annuum* L. 的果实。辣椒为一年生草本植物，叶卵形、互生，花单生或簇生于叶腋或枝腋，花冠白色，浆果呈长指形或圆粒状，成熟时一般为红色，也有呈黄、青色等，味辛辣。蜀椒，别名巴椒、汉椒、川椒、南椒、点椒，是一种中药材。椒红味辛，性温。椒目味苦，性寒，有毒。

［知识拓展］

辣椒具有温中散寒，下气消食的功效。主治胃寒气滞，脘腹胀痛，呕吐，泻痢，风湿痛，冻疮。辣椒可以使菜肴增添辣味和色泽，还可提味、刺激消化、驱寒保暖、改善心情等，其维生素 C 含量居蔬菜首位，故中外许多经典菜式中都常出现辣椒的身影，如麻辣火锅、冬阴功、墨西哥炖肉等。

相传明清时期，一队士兵在将军的带领下驻扎在如今的成都地区。这里冬季霜雾弥漫，夏季雨水频繁，特殊的盆地气候使得天气格外潮湿，潮湿之气侵入关节，时间一久，士兵们陆续出现手脚关节酸痛、无力、嘴里没有味道、舌苔黏腻、吃不下饭等症状。生病的士兵日益增多，严重影响军队的战斗力。带队的将军见病员满营，士气低落，军心涣散，心急如焚，暗寻治疗方法。有当地大夫告诉将军，这是过于潮湿而引起的风湿，并给出了治疗方法。将军听后，下令让士兵采摘赤岸山野生红辣椒并洗净，再用数十口大锅熬煮辣椒水让患病官兵饮用。士兵们喝完辣椒水后食欲大振，周身汗出，症状神奇地消失了。自此，军队士气振奋，战斗力恢复。

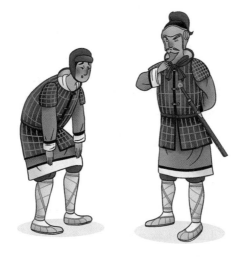

▲ 士兵在行军途中相继病倒

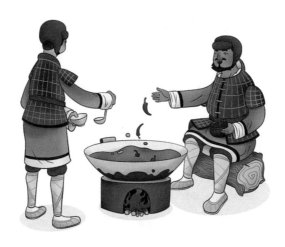

▲ 使用辣椒治疗风湿

# 3. 葱白

[读音] cōng bái

[笔顺]

| 葱 | 一 | ㄧ | ㅛ | ㅛ | ㅛ | ㅛ | ㅛ | ㅛ | ㅛ | 葱 | 葱 | 葱 |
|---|---|---|---|---|---|---|---|---|---|---|---|---|
| 白 | ╱ | ⺈ | 冂 | 白 | 白 | | | | | | | |

［释义］ 葱白，中药名，为百合科植物葱 *Allium fistulosum* L. 近根部的鳞
茎。在我国各地均有种植，随时可采。采挖后，切去须根及叶，
剥去外膜，鲜用。

［知识拓展］

葱白日常多用作调料，味辛，性温，具有发汗解表、通达阳气的功
效，可治疗恶寒较重的感冒、蛔虫性急腹痛、蛲虫病、乳腺炎以及小儿消
化不良等疾病。

传说葱是神农尝百草时寻出的一味良药。作为日常膳食的调味品，葱
常被用于各种菜肴的制作，因而又有"和事草"的雅号。

葱白发挥作用，不只有入药口服，还可以通过贴敷和熏汗的方法。病
情轻微或没有煎煮条件的情况下，可贴敷在肚脐之上，并覆盖几层纱布，
用热水袋放在纱布上温熨 5 ~ 10 分
钟，再更换为冷水袋，两者交替直到
小便通利。除此之外，在有煎煮条件
的情况下，也可尝试葱汤熏汗的方法，
即把煮葱白的水倒入浴盆中，让患者
坐入葱汤中，葱汤需没过肚脐，同时
应注意做好上半身的保暖，熏蒸至汗
出，如此亦可发挥通阳利尿的作用。
以上方法往往能收获较好的疗效。

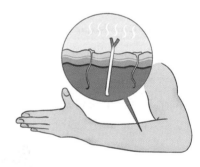

▲ 葱白发挥打开腠理、发汗解
表的功效（联想记忆）

## 4. 菊花

［读音］ jú huā

［笔顺］

| 菊 | 一 | 十 | 艹 | 艹 | 芍 | 芍 | 芍 | 匊 | 菊 | 菊 | 菊 | |
|---|---|---|---|---|---|---|---|---|---|---|---|---|
| 花 | 一 | 十 | 艹 | 艹 | 艾 | 花 | 花 | | | | | |

［释义］ 菊花，中药名，为菊科植物菊 *Chrysanthemum morifolium* Ramat.
的干燥头状花序，多年生草本植物，叶子卵形有柄，边缘有缺刻

或锯齿，秋季开花。主产于浙江、安徽、河南等地。9—11月花盛开时分批采收，阴干或焙干，或熏、蒸后晒干，可生用。后得益于人工培育技术，菊花品种大大增加，不同品种的颜色、形状和大小变化很大。

[知识拓展]

菊花是中国十大名花之三，花中四君子（梅兰竹菊）之一，也是世界四大切花（菊花、月季、康乃馨、唐菖蒲）之一。有的品种可入药，按产地和加工方法不同，分为"亳菊""滁菊""贡菊""杭菊"等。菊花性甘、苦，微寒，归肺、肝经，平肝、清肝明目之力较强，又能清热解毒。

很久以前，大运河边住着一个叫阿牛的农民。阿牛家境贫寒，七岁时父亲去世。母亲因悲伤过度，把眼睛哭坏了。阿牛安慰母亲说："妈妈，你眼睛不好，不要再辛苦劳作，我已经长大，可以养活你。"从此，他白天外出做工，早晚开荒种菜，挣钱为母亲求医买药，但母亲的眼病始终没有好转。

一天夜里，阿牛梦见一位美丽的姑娘帮他种菜，并告诉他：沿运河往西数十里有一个花园，里面有一株菊花，能治眼病，需在九月初九重阳节

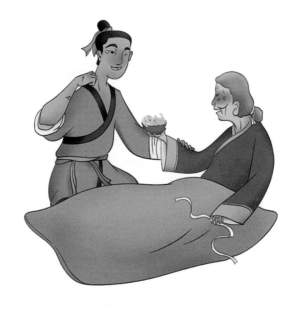

▲ 阿牛用菊花煎汤治好母亲眼疾

开放时采摘。重阳节那天，阿牛带着干粮前往花园，发现那只是一片荒地。他搜寻许久，终于在一个小土墩旁找到了一株特殊的野菊花，一梗九分枝，只有一朵盛开，其余八朵含苞待放。

阿牛将这株菊花挖回，种在家旁。经过精心照料，不久其他花朵也相继开放。阿牛每天摘一朵菊花煎汤给母亲服用。当喝到第七副菊花汤时，母亲的眼睛开始恢复。自此，菊花被赋予了吉祥、长寿的寓意，中国也有了重阳节赏菊和饮菊花酒的习俗。

古诗试读

过故人庄

作者：孟浩然（唐）

故人具鸡黍，邀我至田家。

绿树村边合，青山郭外斜。

开轩面场圃，把酒话桑麻。

待到重阳日，还来就菊花。

# 5. 玫瑰花

[读音] méi gui huā

[笔顺]

| 玫 | 一 | 二 | 干 | 王 | 珏 | 玖 | 玫 | 玫 | | | |
| 瑰 | 一 | 二 | 干 | 王 | 珏 | 玑 | 玑 | 珀 | 珋 | 瑰 | 瑰 |
| 瑰 | | | | | | | | | | | |
| 花 | 一 | 十 | 艹 | 艿 | 花 | 花 | 花 | | | | |

[释义] 玫瑰花，中药名，为蔷薇科植物玫瑰 *Rosa rugosa* Thunb. 的干燥花蕾。春末夏初花将开放时分批采摘，及时低温干燥储存。

[知识拓展]

玫瑰花可入药。性甘、微苦，温，归肝、脾经，可行气解郁，和血，止痛，治疗肝胃气痛，食少呕恶，月经不调，经前乳房胀痛以及跌仆伤痛。

有位妇人脸色暗淡长斑，平时晚上心烦睡不着觉，即使开了空调仍然很烦热，月经期间更加烦躁易怒，痛经严重。这日，妇人前去寻找一名老中医的帮助。妇人说："医生，为什么我老觉得很烦热呢？吹空调也不解热啊。"中医说："你的燥热是从里面生出来的，你心不静，外界降温怎么能帮你凉下来呢？"

妇人说："我现在最想治好我脸上的斑和月经不调，这些问题跟我的燥热有关系吗？"老中医说："你这烦躁失眠、月经不调、痛经，还有脸上长斑，在中医看来是由于整体的气机失调所表现出的不同症状。正如《医学传心录》病因赋所说，女人经水不调皆是气逆，妇人心烦潮热皆是郁生。"

老中医嘱咐她每次月经来临前一周就用玫瑰花每天泡水喝，不要再喝其他的饮料。妇人回去后，遵照老中医的嘱咐坚持喝了一个月玫瑰花水，发现痛经果然没有出现了。于是又按照老中医的嘱咐，继续坚持两三个月，发现脸上的斑逐渐变淡，心中也没那么烦躁了。老中医解释道："玫瑰花顺气解郁、活血调经，又可消斑下行，具有美容养颜作用，气色自然红润。"

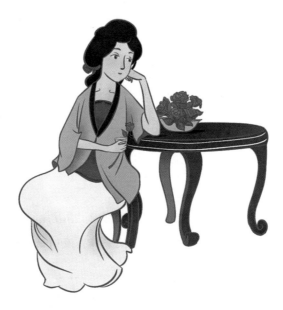

▲ 通过玫瑰花改善情绪的女子

## 6. 枸杞子

[读音] gǒu qǐ zǐ

[笔顺]

| 枸 | 一 | 十 | 才 | 木 | 朾 | 杓 | 朐 | 枸 | 枸 |
| 杞 | 一 | 十 | 才 | 木 | 杚 | 杞 | 杞 |
| 子 | 乛 | 了 | 子 |

[释义] 枸杞子,为茄科植物枸杞 *Lycium barbarum* L. 的成熟果实。夏、秋果实成熟时采摘,除去果柄,置阴凉处晾至果皮起皱纹后,再暴晒至外皮干硬、果肉柔软即得。遇阴雨可用微火烘干。枸杞的果实,呈红色圆卵形。本品气微,微甜,以粒大、色红、肉厚、质柔润、籽少、味甜者为佳,可生用。

[知识拓展]

枸杞子,性味甘,平,归肝、肾经,具有滋补肝肾、益精明目之效,可治疗因肝肾阴虚、精血不足导致的腰膝酸痛、眩晕耳鸣、阳痿遗精、内热消渴、血虚萎黄、目昏不明。枸杞子具有多种保健功效,是国家批准的药食两用食物,适量食用枸杞子有益健康,配合菊花泡茶饮用有清肝明目的效果。

据说,在唐代开元寺内有一口井,井的旁边长了许多枝繁叶茂的枸杞树。枸杞树的根深入到井中,井里面的水甘甜清冽,非常好喝。因此,寺里的僧人都坚持饮用这口井里的水,结果很多僧人活到八十多岁依然面色红润、牙齿坚固、头发乌黑。著名诗人刘禹锡听说这件事后,还专门作了一首诗《楚州开元寺北院枸杞临井繁茂可观群贤赋诗因以继和》来感叹枸杞的神奇效果:"僧房药树依寒井,井有香泉树有灵。翠黛叶生笼石磴,殷红子熟照铜瓶。枝繁本是仙人杖,根老新成瑞犬形。上品功能甘露味,还知一勺可延龄。"

现今,枸杞已成为日常养生中具有代表性的药食,最常见的就是人们以保温杯浸泡枸杞水喝。随着时代变化,年轻人将枸杞作为原料加入一些饮品的创新制作中。比如将枸杞原浆制作成枸杞拿铁、枸杞美式咖啡，或是制成甜点如枸杞糕等。虽然不一定能发挥枸杞的作用，但可见其养生功效深入人心。

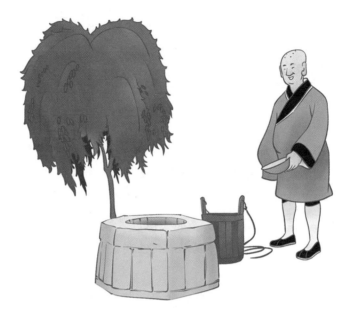

▲ 生长在井边的枸杞树

# 7. 山楂

［读音］ shān zhā

［笔顺］

| 山 | 丨 | 凵 | 山 | | | | | | | | |
|---|---|---|---|---|---|---|---|---|---|---|---|
| 楂 | 一 | 十 | 才 | 木 | 朩 | 杧 | 枂 | 栌 | 栌 | 椊 | 椊 | 楂 |
| 楂 | | | | | | | | | | | |

［释义］ 山楂，中药名，为蔷薇科植物山里红 *Crataegus pinnatifida* Bge. var. major N. E. Br. 或山楂 *Crataegus pinnatifida* Bge. 的干燥成熟果实。山楂亦是果树名，其树叶形状近似卵形，花为白色。其果实亦称山楂，在中药学领域，山楂指其果实。其果实小，球形，

成熟时果实表面及果肉是深红色，果实表面有小斑点，秋季果实成熟时采收，切片，干燥，可生用或炒用。

[知识拓展]

从中药药性而言，山楂味酸、甘，性微温，归脾、胃、肝经，具有消食健胃，行气散瘀，化浊降脂的功效。一般用于治疗胃部胀满不舒、肉食积滞、泄泻腹痛、瘀血经闭以及高脂血症等。焦山楂消食导滞作用更强。

传说关东才子王尔烈经常在外教学，少有时间回家。一日，他收到家书，得知夫人怀孕，便急忙请假回家探望。到家后，夫人说想吃酸甜辣的食物。王尔烈随即拿出米醋和酸枣，但夫人表示想吃辽阳东山的红果——山楂。王尔烈立刻派人从山中购得山楂，夫人食用后胃口大开。王尔烈欣喜之余，作诗赞曰："山上山楂山中宝，胜过酸梨大红枣。入口健胃味绝妙，东山特产山楂好。"他还叮嘱夫人应适量食用山楂，以免影响胎儿。

当时的皇帝厌倦了山珍海味，食欲不振。王尔烈得知后，进献山楂。皇帝品尝后胃口大开，欣然赋诗："酸味胜过隔年醋，清肠消腻果中王。"从此，山楂名声大噪，辽阳东部遍植山楂树，成为著名的山楂之乡。

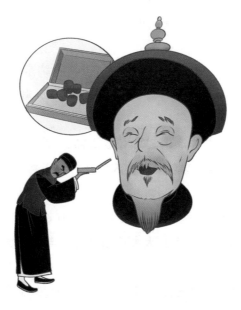

▲ 王尔烈进献山楂给皇帝

# 8. 山药

[读音]　shān yào

[笔顺]

| 山 | 丨 | 山 | 山 | | | | | | |
|---|---|---|---|---|---|---|---|---|---|

| 药 | 一 | 艹 | 艹 | 艻 | 药 | 茘 | 莎 | 药 | 药 |
|---|---|---|---|---|---|---|---|---|---|

[同义词]　淮山

[同义词读音]　huái shān

[同义词笔顺]

| 淮 | 丶 | 丶 | 丬 | 汃 | 汁 | 沣 | 泸 | 浐 | 淮 | 淮 |
|---|---|---|---|---|---|---|---|---|---|---|

| 山 | 丨 | 山 | 山 | | | | | | | |
|---|---|---|---|---|---|---|---|---|---|---|

[释义]　山药，中药名，为薯蓣科植物薯蓣 *Dioscorea opposite* Thunb. 的干燥根茎。呈圆柱形，表面黄白色或淡黄色，有纵沟、纵皱纹及须根痕。体重，质坚硬，不易折断，断面白色，粉性。气微，味淡、微酸，嚼之发黏。淮山是指出自河南产地的山药。山药有多处产地，其中淮山即为常用中药"淮山药"，以产于河南新乡地区者为佳，称为"怀淮山药"，"铁棍山药"是其著名土特产。

[知识拓展]

山药性味甘、平，归脾、肺、肾经，具有补脾养胃，生津益肺，补肾涩精的功效。一般用于治疗脾虚食少，久泻不止，肺虚喘咳，肾虚遗精，带下清稀，尿频，虚热消渴。

《神农本草经》中将淮山列为补虚上品，有"小人参"的美誉。据《敦煌遗书》记载，远在唐朝时期，人们就曾以山药为主制成具有重要食疗价值的"神仙粥"。

《红楼梦》第十一回：秦氏患病到了二十日以后，一日比一日懒，又懒吃东西，月经有两月没来。大夫诊断并非怀孕。后来，凤姐又去探望她，秦氏道："婶子回老太太、太太放心吧。昨天太太赏的那枣泥馅的山药糕，我吃了两块，倒像克化（消化）得动似的。"凤姐道："明日再给你送来。"。

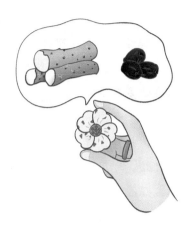

▲《红楼梦》中山药治疗秦氏脾胃虚弱

这是因为山药具有健脾胃、益肾气的作用,山药糕主要原料为山药、大枣,可健脾和胃、养血固肾,因此秦氏称赞其调养效果。

# 9. 肉桂

[读音] ròu guì

[笔顺]

| 肉 | 丨 | 冂 | 内 | 内 | 肉 | 肉 | | | | |
|---|---|---|---|---|---|---|---|---|---|---|
| 桂 | 一 | 十 | 才 | 木 | 杧 | 杜 | 杜 | 柱 | 桂 | 桂 |

[拓展词] 桂枝

[拓展词读音] guì zhī

[拓展词笔顺]

| 桂 | 一 | 十 | 才 | 木 | 杧 | 杜 | 杜 | 柱 | 桂 | 桂 |
|---|---|---|---|---|---|---|---|---|---|---|
| 枝 | 一 | 十 | 才 | 木 | 杧 | 杝 | 枝 | | | |

[释义] 肉桂,中药名,为樟科植物肉桂 *Cinnamomum cassia Presl* 的干燥树皮,其树叶呈椭圆形,树皮可药用,即肉桂皮,与生活中常见的香料桂皮不同,需注意区分。多于秋季剥取,刮去栓皮,

阴干，可生用。桂枝为樟科植物肉桂的干燥嫩枝。性味辛、甘、温，归心、肺、膀胱经。可发汗解肌，温通经脉，助阳化气，平冲降气。肉桂与桂枝都来自于同一植物，但因为药用部位的不同，效果上仍存在诸多区别。

[知识拓展]

肉桂性味辛、甘，大热，归肾、脾、心、肝经，有补火助阳，散寒止痛，温通经脉，引火归原之效。可用于治疗阳痿宫冷，腰膝冷痛，心腹冷痛，虚寒吐泻，寒疝腹痛，痛经经闭，寒湿痹痛等疾病。

相传，古代四大美女之一的西施能歌善舞。一天，西施在抚琴吟唱自编的《梧叶落》时，忽然感觉咽喉肿痛，连喝水都疼痛得难以下咽。西施认为自己是上火（"上火"为民间俗语，又称"热气"，从中医理论解释属于热证范畴）了，因此服用了大量清热药物。服用后虽然症状稍微缓和，但没过多久同样的症状便反复出现。后来西施请来一位郎中，郎中见西施即使天气炎热，仍手脚冰凉，于是开出处方"肉桂一斤"。药铺老板对西施的病情有一些了解，看了处方后，质疑郎中并说道："喉咙处又红又肿，

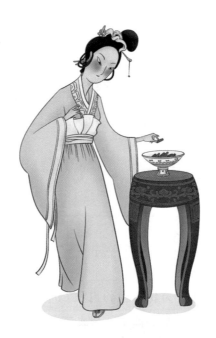

▲ 西施用肉桂治虚火

这是热症的表现，怎么能再服用性味辛温的药物肉桂呢？"便没有把肉桂给西施的仆人，仆人只能先回去。西施道："这个郎中的医术非常好，不可能拿我的病开玩笑，现在也没有别的方式可以医治我的喉咙了，先少吃一点试试看吧。"西施先嚼一小块肉桂，感觉香甜可口，嚼完半斤肉桂后，疼痛缓解大半，可以正常饮食了。药铺老板听说之后，专门前去求教这位郎中。郎中回答道："西施的病是体内有寒气，虚火上浮侵犯喉咙，用肉桂可以将上泛的虚火引下。"

值得注意的是，在作药用时使用的是肉桂树皮，应与生活中常见的香料桂皮区分。另外，在茶叶品种中有肉桂茶，是武夷岩茶中著名花色品种之一，与这里讲的中药肉桂亦不同，肉桂茶来源是肉桂 *C. sinensis cv.* Rougui 无性系灌木型的芽叶。除药用外，肉桂树的木材可用于制造家具，也能作为园林绿化的树种。

# 10. 三七

[读音] sān qī

[笔顺]

| 三 | 一 | 二 | 三 |
|---|---|---|---|

| 七 | 一 | 七 | |
|---|---|---|---|

[同义词] 田七

[同义词读音] tián qī

[同义词笔顺]

| 田 | 丨 | 冂 | 冃 | 田 | 田 |
|---|---|---|---|---|---|

| 七 | 一 | 七 | | | |
|---|---|---|---|---|---|

[释义] 三七，中药名，又称田七、金不换，为五加科植物三七 *Panax notoginseng*（Burk.）F. H. Chen 的干燥根和根茎。

[知识拓展]

在中药里，三七是指多年生草本植物（指能生活两年以上的草本植物）三七的块根。其味甘、微苦，性温，归肝、胃经。具有散瘀止血、消肿止痛的功效，主治出血证、跌打损伤、瘀血肿痛。

三七的故事，与一对兄弟有关。哥哥继承家传，行医看病、种植药材，弟弟则游手好闲，不务正业。有一天，弟弟突然七窍出血，情况危急，哥哥急忙挖了一棵草药煎汤给弟弟服下。弟弟连服几剂后，豁然痊愈，这次经历使弟弟对哥哥种植的草药产生浓厚的兴趣。哥哥告诉他，之前给他服用的是祖传的止血草药。于是他向哥哥要了这种草药的小苗，栽在自家园子里。第二年，这棵草药就长得枝繁叶茂。

说来也巧，邻村有个男孩也得了出血病，吃什么药也都不管用。男孩的父亲听说弟弟患过类似的病，便到弟弟家寻医问药。弟弟听说后，也想像哥哥一样治病救人，于是就把种在自家园子里的那棵草药挖出来，给男孩煎汤喝了。但几剂之后，男孩的病仍然没有治好。问题出在哪里呢？为什么男孩的出血没有好转？

原来，弟弟给男孩用的确实是止血草药熬的汤，只不过这种草药才生长了一年，药力不足，要生长到三到七年时药力才最强。后来，人们为了记住这个草药的药性发挥时间，就给这种草药起名叫三七，意思是生长三至七年的药效最佳。

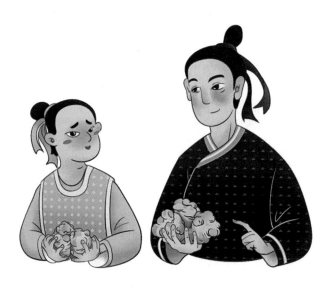

▲ 哥哥巧用三七为弟弟止血

# 11. 黄芪

[读音] huáng qí

[笔顺]

| 黄 | 一 | 十 | 卄 | 艹 | 艻 | 芇 | 昔 | 苗 | 苗 | 黄 | 黄 |
|---|---|---|---|---|---|---|---|---|---|---|---|

| 芪 | 一 | 十 | 卄 | 艹 | 芋 | 芒 | 芪 |
|---|---|---|---|---|---|---|---|

[同义词] 北芪

[同义词读音] běi qí

[同义词笔顺]

| 北 | 丨 | 十 | 丬 | 北 | 北 |
|---|---|---|---|---|---|

| 芪 | 一 | 十 | 卄 | 艹 | 芋 | 芒 | 芪 |
|---|---|---|---|---|---|---|---|

[释义] 黄芪，中药名。为豆科黄芪属植物蒙古黄芪 *Astragalus membranaceus* （Fisch.）Bge. var. *mongholicus*（Bge.）Hsiao 或膜荚黄芪 *Astragalus membranaceus*（Fisch.）Bge 的根，根入中药。蒙古黄芪也叫北芪，春秋二季采挖，除去须根和根头，晒干使用。

[知识拓展]

黄芪，味甘，性微温，归脾、肺经。具有健脾胃补益中气、升发阳气、固表止汗、通利小便、促进肌肉新生等功效，主治脾气虚证、肺气虚证、气虚自汗证、气血亏虚、疮痈难溃难腐、或溃久难敛等。

根据《旧唐书·方技传》记载：许胤宗在南陈新蔡王手下做官时，柳太后突然中风说不出话来，请遍全国名医治疗，都没有效果。柳太后因为口噤不能服药，眼见病情一天比一天加重，众医束手无策，新蔡王更是心急如焚。精通医药的许胤宗冷静分析柳太后病情后，提出用热汤气熏蒸法为太后治病。其用黄芪、防风两味中药煮汤数十壶，放到柳太后的床下，药汁弥漫，药雾缭绕，柳太后当天晚上就能开口说话了。经过一段时间的调治，柳太后便康复如初。

柳太后突然中风，许胤宗分析其病因，为年老体弱、气血失调所致。黄芪性温，善补气升阳、固表行滞；防风性微温，善散风胜湿止痛。黄芪得防风相助，两者相伍，既能补气固表而健体，又能散风行滞而调气血，恰中病机。再加上热蒸气既能温通经络，促进气血运行，又能润肌肤、开毛窍，促进药物成分的吸收，故能在较短时间内起效。许胤宗治好了柳太后的中风，闻名天下，后晋升为义兴太守。

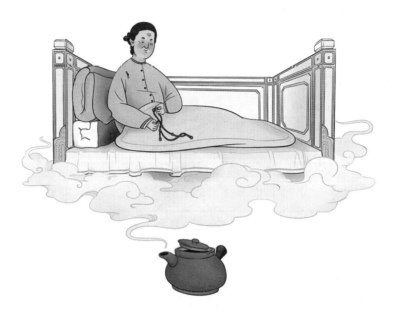

▲ 用黄芪煎药产生的药雾治疗太后体虚

## 12. 甘草

[读音] gān cǎo

[笔顺]

| 甘 | 一 | 十 | 廿 | 廿 | 甘 | | |
|---|---|---|---|---|---|---|---|
| 草 | 一 | 艹 | 艹 | 芦 | 苫 | 苗 | 草 |

[释义] 甘草，中药名，为豆科植物甘草 *Glycyrrhiza uralensis* Fisch.、胀果甘草 *G. inflata* Bat 或光果甘草 *G. glabra* L. 的干燥根和根茎，主要分布于东北、华北、陕西、甘肃、青海、新疆、山东等地。

[知识拓展]

甘草，味甘，性平，归心、肺、脾、胃经。具有补脾益气、清热解毒、祛痰止咳、缓急止痛、调和诸药之功效，常用于脾胃虚弱、倦怠乏力、心悸气短、咳嗽痰多、脘腹四肢挛急疼痛、痈肿疮毒。此外，还用于缓解药物毒性、烈性。

明代陆粲在《庚巳编》中记载了一个民间医生治好了宫廷御医疾病的故事，这个故事中用到的就是甘草。

一位名叫盛寅的御医，有一天早晨刚刚走进御药房（中国古代医药机构）就感到头痛眩晕。随后就晕倒不省人事，周围的御医都束手无策，不知如何是好。

御医病倒的消息传出后，有一位民间医生毛遂自荐为盛寅治病。他用的方法让人惊奇，把甘草煎成一碗浓浓的甘草水，给盛寅灌服。不久，盛寅便苏醒过来，其他御医对甘草水的疗效感到十分好奇。这位民间医生解释说，盛寅因为没有吃早饭，胃气虚弱，走进御药房时无法抵御药气的熏蒸，中了百药之毒，所以才昏厥。而甘草善调和诸药之性，可解百药之毒，因此让他服用甘草水后就苏醒了。

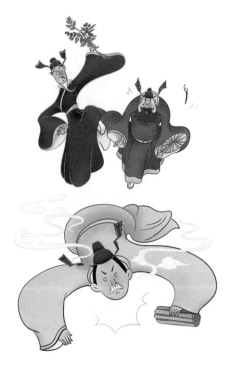

▲ 甘草治疗药物中毒

71

## 13. 茯苓

[读音] fú líng

[笔顺]

| 茯 | 一 | 十 | 艹 | 艻 | 艻 | 茌 | 苁 | 茯 | 茯 |
|---|---|---|---|---|---|---|---|---|---|
| 苓 | 一 | 十 | 艹 | 艻 | 苁 | 苁 | 苓 | 苓 | |

[释义]　茯苓，中药名，为多孔菌科真菌茯苓 *Poria cocos*（Schw.）Wolf 的干燥菌核。多于7—9月采挖，挖出后除去泥沙，堆置让其蒸发掉多余水分后，摊开晾至表面干燥，再让其蒸发掉多余水分，反复数次至现皱纹、内部水分大部散失后，阴干，称为"茯苓个"；或将鲜茯苓按不同部位切制，阴干，分别称为"茯苓块"和"茯苓片"，生用。

[知识拓展]

　　茯苓别名云苓、白茯苓，是寄生在松树根上的一种块状菌，皮黑色，有皱纹，内部白色或粉红色，包含松根的叫茯神，都可入药，但功效不同。茯苓味甘、淡，性平，归心、肺、脾、肾经，可利水渗湿，健脾，宁心安神。常用于治疗体内水湿内停导致的水肿、小便不通，以及体内痰饮导致的目眩心悸等疾病。

　　相传在唐代，有个家财万贯的员外，家中有女名叫小玲。员外雇佣了许多长工，其中有个勤劳的年轻人叫小伏。小玲逐渐对小伏产生了感情，但员外坚决反对两人交往，并打算将小伏赶走，把女儿嫁给一个富家子弟。小玲的丫鬟得知后，通风报信，小伏和小玲便一起逃离了员外家，住进了一个潮湿的小山村。

　　不久，小玲得了风湿病，卧床不起。小伏日夜照顾她，不离不弃。一天，小伏上山采药，看见一只野兔，想要抓住它。追到一片被砍伐过的森林时，兔子不见了。小伏在一棵松树下发现了一个被箭刺中的球形物体，拔出箭后，发现里面是白色的，类似番薯。他挖了一些回去煮熟给小玲吃，没想到第二天小玲的关节疼痛减轻了。

　　小伏认为这是上天赐予的神药，便经常上山挖这种药材给小玲服用，最终小玲的风湿病痊愈了。由于这种药材最初由小伏和小玲发现，便以二人名字合称为"茯苓"。

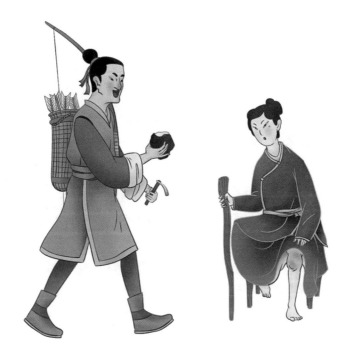

▲ 小伏采药意外发现茯苓，治好了小玲的风湿病

## 14. 人参

[读音] rén shēn

[笔顺]

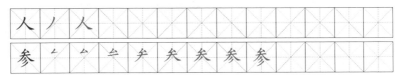

[释义] 人参，中药名，为五加科植物人参 *Panax ginseng* C. A. Mey 的根和根茎，含有多种人参皂苷。人参一种草本植物，小叶卵形，花小、淡黄绿色，伞状花序，结成鲜红色的浆果，其主根肥大，肉质黄白色，根和叶入药。

[知识拓展]

人参味甘、微苦、性微温。归脾、肺、心、肾经，具有大补元气、复脉固脱、补脾益肺、生津养血、安神益智之功效。可治疗因大汗、大吐、大泻、大失血或大病、久病所致元气虚极欲脱、气息微弱、汗出不止、脉微欲绝等危重证候。

相传在很久以前，有一位名医，医术高超，擅长用各种草药治病救人。有一次，他在深山中为病人寻找草药时，偶然听到山林中有小孩的笑声。他循声而去，发现一个小男孩正在玩耍。他上前询问小男孩是否知道哪里有能治病的草药。小男孩指着不远处的一片草地，告诉他那里有一种神奇的草药，能够强身健体。名医按照小男孩的指引，找到了一片长满奇特草药的地方。这些草药的根部形状像人，有的像小孩，有的像老人。

他采集了这些草药，并带回村庄给病人试用。结果发现这种草药效果惊人，能够增强体质，治疗多种疾病。为了感谢那个小男孩的帮助，他再次回到山林中寻找他，但小男孩已经不见了踪影。人们相信这个小男孩其实是山神派来指引名医找到这种草药的。

从此以后，这种草药被称为"人参"，意为人形的草药。人参因其强大的药效，逐渐成为中药中不可或缺的重要药材之一。

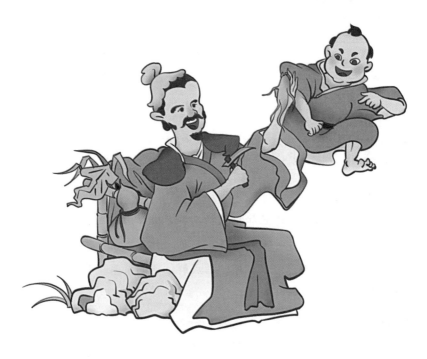

▲ 小男孩指引名医寻找"人参"

# 15. 西洋参

［读音］ xī yáng shēn

［笔顺］

| 西 | 一 | 一 | 厂 | 厬 | 两 | 西 | 西 | | |
| 洋 | 丶 | 丶 | 氵 | 氵 | 泮 | 泮 | 洋 | 洋 | 洋 |
| 参 | 亠 | ㄙ | 竺 | 矢 | 矢 | 矢 | 参 | 参 | |

［释义］ 西洋参，中药材名，为五加科植物西洋参 *Panax quinquefolium*
L. 的根。选取生长 3 ~ 6 年的根，于秋季挖采，除去分枝、须
尾，晒干。喷水湿润，撞去外皮，再用硫黄熏之，晒干后，其色
白起粉者，称为粉光西洋参。挖起后即连皮晒干或烘干者，为原
皮西洋参。

［知识拓展］

西洋参，又名洋参，为五加科植物西洋参的根。主产于美国、加拿大
及法国。性味甘、微苦，凉，归心、肺、肾经。具有补气养阴、清热生
津，治肺虚久嗽、失血、咽干口渴、虚热烦倦之功效。人参与西洋参均有
补益元气之功，可用于气虚欲脱的气短神疲、脉细无力等症。但人参益气
救脱之力较强，单用即可收效，西洋参偏于苦寒，兼能补阴，具有补气养
阴而不热的特点，较宜于气阴两伤而有热者。

1670 年前后，法国牧师雅图斯到中国辽东地区传教时，听到了许多
有关人参是神草的故事，这引起了他浓厚的兴趣。他以《关于鞑靼植物
人参》为题叙述了长白山中人参的形态特征和药用价值，并附上绘制的
原植物图，发表在英国皇家协会会刊上。来自加拿大蒙特利尔的法国传
教士法朗士·拉费多看到后，受到启发，寻求当地印第安人的帮助，也
在蒙特利尔地区大西洋沿岸丛林中找到了与中国人参相似的野生植物。
经送法国巴黎植物学家鉴定，二者认为同属五加科植物，但不同种。他
们为了与中国的人参相区别，就把这种采自大西洋沿岸丛林中的神奇植
物命名为"西洋参"。

17 世纪 90 年代，清朝康熙皇帝为了表示对祖先发祥地的崇敬，曾诏

令禁止在长白山采伐森林。禁令导致了人参供应的紧张，使得朝鲜的高丽参、日本的东洋参以及北美的西洋参得以相继流入中国。西洋参经贩运到中国可换得大量的黄金，因此西洋参在北美一直有"绿色黄金"的美称。

西洋参传入后，清太医院的御医们对西洋参进行了集体研究鉴别，并按中医药学理论研究了西洋参的性味、归经、功能和主治。在《补图本草备要》中将西洋参列入新增的第一种药，称"西洋参，苦甘凉，味厚气薄，补肺降火，生津除烦，虚而有火者相宜。"这是世界上首次将西洋参收载于医药文献中。

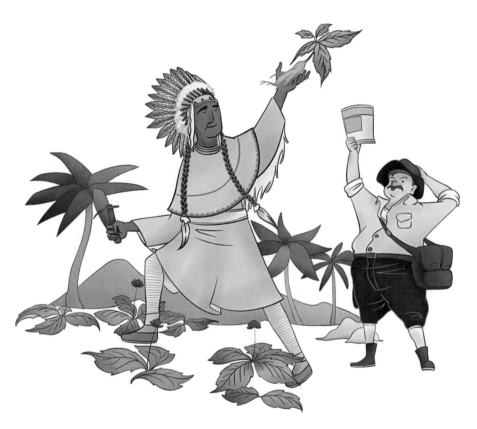

▲ 传教士根据人参的样子在北美寻得西洋参

参考文献

[1] 傅文欣, 徐婧祎. 药食两用话生姜 [J]. 食品与健康, 2023, 35 (01): 60-61.

[2] 沈立, 杨军, 黄筱萍, 等. 经典名方大建中汤药材蜀椒本草考证 [J]. 中药药理与临床, 2020, 36 (05): 215-219.

[3] 林君怡. 一根葱能抵三味药 [J]. 农家致富, 2017, (11): 59.

[4] 苏碧玉, 左际江, 段彦君, 等. 药用菊花栽培技术 [J]. 云南农业科技, 2020, (03): 35-36.

[5] 李小蕃. 柔肝化纤颗粒对乙肝肝硬化失代偿期（肝肾阴虚证）的临床研究 [D]. 广西中医药大学, 2019.

[6] 贺倩, 刘翠, 曾琳琳, 等. 焦山楂消食机制的研究 [J]. 华西药学杂志, 2022, 37 (01): 23-28.

[7] 刘萍. 甘草功效和临床用量的本草考证 [J]. 中华中医药杂志, 2020, 35 (01): 73-77.

[8] 冼建春. 中草药识别应用图谱 [M]. 3版. 福州: 福建科学技术出版社, 2020.

# 伍 速记·中医简便方剂

## 1. 麻黄汤

[读音]　má huáng tāng

[笔顺]

| 麻 | 丶 | 一 | 亠 | 广 | 广 | 厅 | 庍 | 床 | 床 | 麻 | 麻 |
| 黄 | 一 | 十 | 卅 | 共 | 共 | 苗 | 苗 | 苗 | 苗 | 黄 | 黄 |
| 汤 | 丶 | 丶 | 氵 | 沔 | 汤 | 汤 | | | | | |

[出处]　《伤寒论》

[原文]　太阳病，头痛发热，身疼腰痛，骨节疼痛，恶风，无汗而喘者，麻黄汤主之。

[原文组成]　麻黄三两（去节），桂枝二两（去皮），杏仁七十个（去皮尖），甘草一两（炙）。

[现代组成]　麻黄9g，桂枝6g，杏仁9g，炙甘草3g。

[用法]　煎服，温覆取微汗。

[治法]　发汗解表，宣肺平喘。

[主治]　主治外感风寒表实证。症见恶寒发热，头身疼痛，无汗而喘，舌苔薄白，脉浮紧。

[辨证要点]　以恶寒发热，无汗而喘，脉浮紧为辨证要点。

[方解]　方中麻黄辛温，《本草纲目》谓其为"肺经之专药"，为发汗之峻剂，既开腠理、透毛窍，发汗以祛在表之风寒；又开宣肺气，宣散肺经风寒而平喘，为君药。风寒外束，卫闭营郁，仅以麻黄开表散寒，恐难解营郁之滞，遂臣以桂枝解肌发表、通达营卫，既助麻黄发汗散寒之力。麻黄、桂枝相须为用，发汗之力较强，可使风寒去而营卫和。肺主宣降，肺气郁闭，宣降失常，故又佐以

杏仁利肺平喘，与麻黄相伍，一宣一降，既宣利肺气而平喘，又使邪气去而肺气和。使以炙甘草，既调和药性，又缓麻、桂峻烈之性，使汗出而不致耗伤正气。四药相伍，使风寒得散，肺气得宣，诸症可愈。

[知识拓展]

### 恽铁樵麻黄汤医案

中国近代名医恽铁樵未从医前自用麻黄汤救儿，偶获成功，这促使他后来弃文从医，转而行医治病，并创办了中医学校。

恽铁樵的大儿子在1916年因伤寒而死，第二年老二和老三两个儿子也都因患伤寒热病而逝世。当时担任上海商务印书馆编辑的恽铁樵，因丧儿之痛，使他下苦功研读《伤寒论》数年。后来，他的四子又患上伤寒病，"发热无汗而喘"，虽遍请名医，所用药方仍不过是过去几个儿子患伤寒时所用过的栀子、淡豆豉、豆卷、桑叶、菊花、薄荷、连翘、苦杏仁、浙贝母之类，服药后热势不退，咳喘更甚。此情此景使恽先生急得终夜不寝，绕室踌躇，思索到天亮，他心想：这不就是《伤寒论》中"太阳病"的表现吗？"头痛，发热，身痛，腰痛，骨节疼痛，恶风，无汗而喘者，麻黄汤主之。"

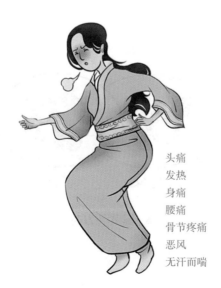

头痛
发热
身痛
腰痛
骨节疼痛
恶风
无汗而喘

▲《伤寒论》中"太阳病"症状示意图

他提笔书方如下：麻黄七分（2.1克），桂枝七分（2.1克），苦杏仁三钱（9克），炙甘草五分（1.5克）。恽先生持方对夫人说："二儿、三儿都死于此病，现在四儿又病了，其他医家又都谢而不治，与其坐而待毙，何不如含药而死。"夫人无言可对，除此并无他法，于是配药煎煮让儿服用。药后效果明显，病儿咳喘稍平，肌肤干燥减轻而有润泽；继续服用此方，出汗后咳喘平复，病儿获愈。

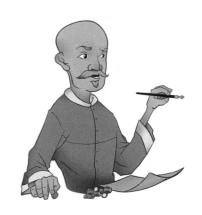

▲ 恽铁樵提笔处方

此事一出，亲友有病则都来向恽铁樵请方，也因恽先生在读书上已下功夫，故其出手所治者，也多有良效。经过宣传，求治者日众，恽铁樵业余时间已是应接不暇，遂毅然弃文从医，于1920年辞去旧职，正式挂牌行医。

恽铁樵自学《伤寒论》，第一次使用麻黄汤，竟然挽救了儿子的性命。这恰恰说明了只要方药对证，仅有四味药的麻黄汤也能发挥神奇效用。

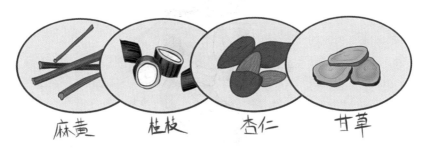

麻黄　桂枝　杏仁　甘草

▲ 麻黄汤方药组成

## 2. 桂枝汤

[读音] guì zhī tāng

[笔顺]

| 桂 | 一 | 十 | 才 | 木 | 朴 | 柱 | 挂 | 桂 | 桂 |
| 枝 | 一 | 十 | 才 | 木 | 朴 | 枝 | 枝 | | |
| 汤 | 丶 | 丶 | 氵 | 沏 | 汤 | 汤 | | | |

[出处] 《伤寒论》

[原文] 太阳中风，阳浮而阴弱，阳浮者，热自发，阴弱者，汗自出，啬啬恶寒，淅淅恶风，翕翕发热，鼻鸣干呕者，桂枝汤主之。

[原文组成] 桂枝三两（去皮），芍药三两，甘草二两（炙），生姜三两（切），大枣十二枚（擘）。

[现代组成] 桂枝9g、芍药9g、甘草6g、生姜9g、大枣6g。

[用法] 水煎服，温覆取微汗。

[治法] 解肌发表，调和营卫。

[主治] 外感风寒表虚证。症见恶风发热，汗出头痛，鼻鸣干呕，苔白不渴，脉浮缓或浮弱。

[辨证要点] 以恶风，发热，汗出，脉浮缓为辨证要点。

[方解] 方中桂枝解肌发表而祛在表之风寒，为君药。芍药益阴敛营，敛固外泄之营阴，为臣药。桂芍等量合用，为调和营卫、调和阴阳的基本结构。生姜解表散邪，和胃止呕；大枣益气补中，滋脾生津共为佐药。各药合用，发中有补，散中有收，邪正兼顾，阴阳并调。

[知识拓展]

桂枝汤有很好的祛寒、健胃、补虚、止痛作用，同时也是个营养方、调理方。桂枝汤常用于治疗一组叫"营卫不和"的症状，这组症状最主要的特征是不由自主地出汗、怕风、精神疲软、脉搏跳动无力。

有这样一类人，他们往往体形偏瘦，肤色白而缺乏红光，皮肤柔嫩湿润而不干燥，腹部的肌肉容易紧张，他们对寒冷、疼痛比较敏感，容易出现汗多、怕风怕冷、关节疼、精神不好、容易疲劳等症状；或是兼夹易心慌，腹部隐隐作痛，食欲不振，甚至恶心干呕等。我们称这类人的体质为"桂枝体质"，多见于老人、产妇，以及营养不良、手术后、大出血后、久病、慢性消耗性疾病、肿瘤化疗后等体质比较虚弱的人群。

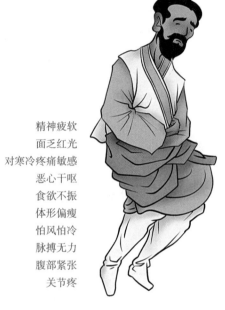

精神疲软
面乏红光
对寒冷疼痛敏感
恶心干呕
食欲不振
体形偏瘦
怕风怕冷
脉搏无力
腹部紧张
关节疼

▲《伤寒论》中"桂枝体质（营卫不和）"症状示意图

这类人在经过寒冷、饥饿、惊恐、疲劳、大量出汗等刺激之后，就会出现"营卫不和"。他们服用桂枝汤，以及小建中汤、桂枝新加汤、炙甘草汤等桂枝类的其他方子比较对症，有疗效而且安全。另外，这类人感冒发烧，服用退烧药不容易起效，即使能退烧，往往伴随出汗过多，会使身体更加虚弱；更不能滥用抗生素，误用之后感冒反而迁延不易好。这类人比较虚弱，整个机体的机能处于低下的状态，他们需要的是营养、热量。这时候，一碗热腾腾的桂枝汤最合适不过了。桂枝汤中的甘草、大枣、芍药提供人体所需要的糖分和维生素等营养物质，桂枝、生姜能够祛寒、健胃，促进消化功能，吸收营养，使处于低下水平的机体功能迅速恢复过来。

## 3. 四物汤

[读音]　sì wù tāng

[笔顺]

| 四 | 丨 | 冂 | 四 | 四 | 四 | | |
| 物 | ノ | ⺧ | 牛 | 牜 | 物 | 物 | 物 |
| 汤 | 丶 | 氵 | 氵 | 汤 | 汤 | 汤 | |

[出处]　《仙授理伤续断秘方》

[原文]　四物汤，凡伤重肠内有瘀血者用此。白芍药、川当归、熟地黄和
　　　　川芎，上各等分，每服三钱。水一盏半，煎至七分，空心热服。

[原文组成]　当归（去芦，酒浸炒），川芎，白芍药，熟地黄（酒蒸）各
　　　　等分。

[现代组成]　当归9g、川芎6g、白芍药9g、熟地黄15g。

[用法]　水煎服。

[治法]　补血和血。

[主治]　营血虚滞证。症见头晕目眩，心悸失眠，面色无华，或妇人月经
　　　　不调，或经闭不行，脐腹疼痛，舌淡，脉细弦或细涩。

[辨证要点]　以头晕心悸，面色、唇爪无华，舌淡，脉细为辨证要点。

[方解]　方中熟地甘温味厚，滋润入肾，填髓益精生血，为滋阴补血之要
　　　　药，用为君药。当归补血和血，与熟地相伍，既增补血之力，又
　　　　行营血之滞，为臣药。白芍养血柔肝敛阴，与地、归相协则滋阴
　　　　补血之力更著，又可缓急止痛；川芎活血行气，与当归相协则行
　　　　血之力益彰，又使诸药补血而不滞血，二药共为佐药。四药合
　　　　用，阴柔辛甘相伍，补中寓行，补血不滞血，行血不伤血，共成
　　　　补血调血之功。

[知识拓展]

　　《齐氏医案》中记录了这样一则故事。一位名叫李徐的人，他的夫人
年纪不大却频繁便血，量虽少，却由于长期失血而发展为严重的血虚病
证，表现为心悸失眠、头晕目眩、胃口差、身瘦如枯骨。李徐十分焦急，

听闻管家认识个神医叫齐有堂，特请他前来诊治。齐有堂看到卧病在床的李夫人，颜面、口唇毫无血色。

了解病史后，脉诊显示其"左寸关尺脉位沉下、波动微弱，右寸关尺三脉俱沉微"。这提示李夫人元气将脱，当属血虚重症，命不久矣！于是他摇头说道："你的夫人现在六脉俱微，怕是很难救治了。"李徐一听立马哀求道："大夫，请你一定要救救她啊！"齐有堂为李夫人开了方：（四物汤）干熟地一两，当归七钱，酒芍五钱，川芎三钱，黑姜灰、黑侧柏叶、黑马通各五钱，甘草一钱，共六剂。没想到服用半月后，李夫人便大病初愈，李徐又请齐有堂开了些补中益气汤和龟鹿地黄丸等补益药物，数月后李夫人身体也基本恢复了。

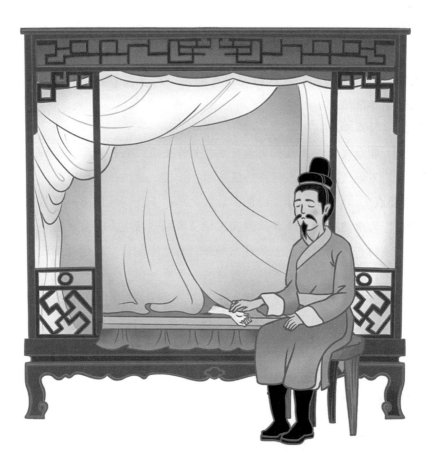

▲ 齐有堂为李徐的夫人诊病

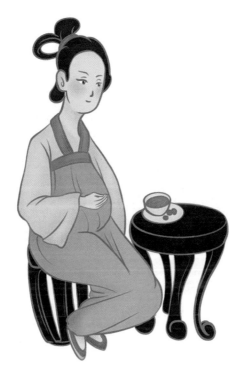

▲ 李夫人疾病痊愈后服用补益药物

后来，齐有堂回想此次诊疗过程，李夫人四诊合参当属血虚重症。此时选用四物汤，加上黑姜灰、黑侧柏叶、黑马通等止血药，补血止血，后用补中益气汤和龟鹿地黄丸，同时生血摄血、固护肝肾。看来古人所说的"血家百病此方宗"诚不欺我啊！

## 4. 四君子汤

[读音] sì jūn zǐ tāng
[笔顺]

| 四 | 丨 | 冂 | 四 | 四 | 四 | | | |
|---|---|---|---|---|---|---|---|---|
| 君 | 乛 | ⼖ | 彐 | 尹 | 君 | 君 | 君 | |

| 子 | フ | 了 | 子 | | | | | | |
|---|---|---|---|---|---|---|---|---|---|
| 汤 | 丶 | 丶 | 氵 | 沪 | 沥 | 汤 | | | |

[出处] 《太平惠民和剂局方》

[原文] 治荣卫气虚，脏腑怯弱，心腹胀满，全不思食，肠鸣泄泻，呕哕吐逆，大宜服之。人参（去芦），甘草（炙），茯苓（去皮），白术，各等分。上为细末，每服二钱，水一盏，煎至七分，通口服，不拘时，入盐少许，白汤点亦得。常服温和脾胃，进益饮食，辟寒邪瘴雾气。

[原文组成] 人参（去芦），甘草（炙），茯苓（去皮），白术各等分。

[现代组成] 人参9g、白术9g、茯苓9g、炙甘草6g。

[用法] 水煎服。

[治法] 补气健脾。

[主治] 脾胃气虚证。症见面色萎白，语声低微，气短乏力，食少便溏，舌淡苔白，脉虚缓。

[辨证要点] 以气短乏力，面色萎白，食少便溏，舌淡苔白，脉虚缓为辨证要点。

[方解] 方中人参甘温，能大补脾胃之气，故为君药。臣以白术健脾燥湿，与人参相须，益气补脾之力更强。脾喜燥恶湿，喜运恶滞，故又以茯苓健脾渗湿，合白术互增健脾祛湿之功，为佐助。炙甘草益气和中，既可加强人参、白术益气补中之功，又能调和诸药，故为佐使。四药相伍，重在健补脾胃之气，兼司运化之职，温而不燥，补中兼渗，为平补脾胃之良方。

[知识拓展]

"四君子汤"的由来

相传在宋朝有四兄弟看着父亲因每日辛苦劳作，身体日渐消瘦，便向太医局求来《太医局方》，并按方抓药给父亲服用。一段时间过去，父亲的病却依旧不见起色。有一天，他们碰上太医局的一个官员，官员告诉他们："这些药方都来自民间，你们要亲自去民间找寻药方，可能对你们父亲的病症才有效。"

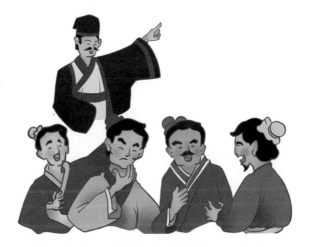

▲ 太医局官员提示四兄弟寻药为父治病

于是，四兄弟带上盘缠，东西南北各走一方去为父亲寻药。大儿子去东北带回了人参，二儿子去江南带回了白术，三儿子去云南带回了茯苓，四儿子去新疆带回了甘草。四兄弟到家后把各自找回来的药放在一起，熬水给父亲喝。

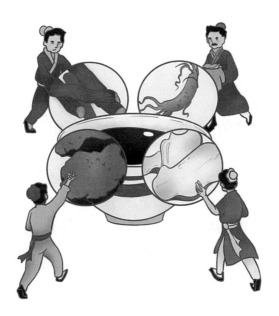

▲ 四兄弟分别带回人参、白术、茯苓、甘草

父亲喝了后感觉精神倍增，经过一个月的调养，父亲的身体很快就康复了。街坊邻居都夸赞四兄弟，并把这四味药的合方称为"四君子汤"。

# 5. 六味地黄丸

［读音］ liù wèi dì huáng wán

［笔顺］

| 六 | 、 | 一 | 宀 | 六 | | | | | |
|---|---|---|---|---|---|---|---|---|---|
| 味 | 丨 | 口 | 口 | 叮 | 吓 | 叶 | 味 | | |
| 地 | 一 | 十 | 土 | 圵 | 坩 | 地 | | | |
| 黄 | 一 | 十 | 卅 | 共 | 共 | 苗 | 黄 | 苗 | 黄 黄 |
| 丸 | 丿 | 九 | 丸 | | | | | | |

［出处］ 《小儿药证直诀》

［原文］ 地黄丸，治肾怯失音，囟开不合，神不足，目中白睛多，面色白等。

［原文组成］ 熟地黄八钱（炒），山萸肉、干山药，各四钱，泽泻、牡丹皮，茯苓（去皮），各三钱。

［现代组成］ 熟地黄 24g、山茱萸 12g、山药 12g、泽泻 9g、牡丹皮 9g、茯苓 9g。

［用法］ 蜜丸，每服 9g，日 2～3 次；亦可作汤剂，水煎服。

［治法］ 填精滋阴补肾。

［主治］ 肾阴精不足证。症见腰膝酸软，头晕目眩，视物昏花，耳鸣耳聋，盗汗，遗精，消渴，骨蒸潮热，手足心热，舌燥咽痛，牙齿动摇，足跟作痛，以及小儿囟门不合，舌红少苔，脉沉细数。

［辨证要点］ 以腰膝酸软，头晕目眩，口燥咽干，舌红少苔，脉沉细为辨证要点。

［方解］ 方中重用熟地黄为君药，填精益髓，滋补阴精。臣以山萸肉补养肝肾，并能涩精；山药双补脾肾，既补肾固精，又补脾以助后天

生化之源。君臣相伍，补肾为主，兼顾肝脾，即所谓"三阴并补"。凡补肾精之法，必当泻其"浊"，方可存其"清"，而使阴精得补。且肾为水火之宅，肾虚则水泛，阴虚而火动，肾浊不行，故佐以泽泻利湿泄浊，并防熟地黄之滋腻；牡丹皮清泄相火，并制山萸肉之温涩；茯苓健脾渗湿，配山药补脾而助健运。此三药合用，即所谓"三泻"，泻湿浊而降相火。全方六药合用，补泻兼施，以补为主，三阴并补，以肾为要，泻浊有利于生精，降火有利于养阴，诸药滋补肾之阴精而降相火。

[知识拓展]

## "六味地黄丸"的来历

　　宋朝儿科专家钱乙成为宫廷御医后，因为出身卑微，常受到其他同僚的轻视和排挤。其他御医打心眼里就瞧不起出身乡野的土郎中，认为他能治好病，靠的是运气罢了，没有真正的学识。一天，钱乙正诊病，一位御医拿着钱乙开的儿科方子来"讨教"。他面带轻蔑地问："钱太医，张仲景《金匮要略》中记载的八味地黄丸，有地黄、山药、山茱萸、茯苓、泽泻、丹皮、附子、肉桂这几种药材，而你这方子上少开了两味药，不会是忘记了吧？"钱乙答道："小儿火气旺，不能服用益火的药，否则容易流鼻血，于是我减去肉桂、附子这两味，制成六味地黄丸，有什么不妥吗？"这位大夫听了，目瞪口呆，羞愧万分。

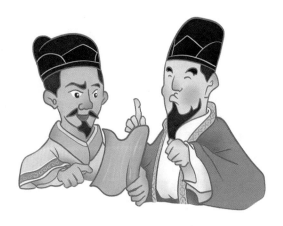

▲ 钱乙被同僚质疑创制的"六味地黄丸"

从此，钱乙所创制的"六味地黄丸"便流传了下来，成为滋阴补肾、养生保健的良药。直到今天，六味地黄丸在临床中仍被用于治疗肾阴亏损、头晕耳鸣、腰膝酸软、骨蒸潮热、盗汗遗精等疾病。

# 6. 生脉散

[读音] shēng mài sǎn

[笔顺]

| 生 | 丿 | ⺧ | ⺥ | 牛 | 生 | | | | | |
| 脉 | 丿 | 刀 | 月 | 月 | 肦 | 肵 | 肵 | 脓 | 脉 | |
| 散 | 一 | 十 | 廿 | 艹 | 芇 | 芇 | 苷 | 散 | 散 | 散 | 散 |

[出处]《医学启源》

[原文] 人参五分，麦冬五分，五味子五粒。

[原文组成] 人参五分，麦冬五分，五味子五粒。

[现代组成] 人参9g、麦冬15g、五味子6g。

[用法] 水煎服。

[治法] 益气生津，敛阴止汗。

[主治] 温热、暑热耗气伤阴证；久咳伤肺，气阴两虚证。症见汗多神疲，体倦乏力，气短懒言，咽干口渴，舌干红少苔，脉虚数；或干咳少痰，短气自汗，口干舌燥，脉虚细。

[辨证要点] 以气短乏力，咽干口渴，舌干红，脉虚数为辨证要点[1]。

[方解] 方中人参甘温，既大补肺脾之气，又生津止渴，用为君药。麦冬甘寒，养阴清热，润肺生津，与人参相合，则气阴双补，为臣药。五味子酸敛，既敛阴止汗，又能收敛耗散之肺气而止咳，为佐药。三药相合，一补一润一敛，既补气阴之虚，又敛气阴之散，使气复津生，汗止阴存，脉气得充，则可复生，故名"生脉"。

[知识拓展]

古时有一则医案：皇上脉息如丝欲绝，肢冷气陷，二目上翻，神识已迷，牙关紧闭，势已将脱，谨勉以生脉饮以尽血忱。它的大概意思是，皇帝（光绪）脉搏呼吸已经很微弱了，四肢冰冷，瞳孔散大，没有了意识，牙关紧闭，生命垂危。

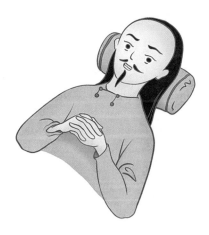

▲ 皇帝的最后一张药方——"生脉散"

生脉散是个古方，为金元四大医家之一的李东垣所创，由人参、麦冬、五味子组成。清宫御医用此方抢救垂危者，虽多告死亡，但对其药效仍不可轻率否定，因为这些病者当时实际上已处于不可挽治的状态。至今，我国各地仍用此方制成注射液治疗心肌梗死，现代研究也证明生脉散注射液有增加心脏血液输出、调节血压的功效。

# 7. 麻子仁丸

[读音] má zǐ rén wán

[笔顺]

| 麻 | 丶 | 亠 | 广 | 广 | 庁 | 床 | 床 | 床 | 庥 | 麻 | 麻 |
|---|---|---|---|---|---|---|---|---|---|---|---|
| 子 | 乛 | 了 | 子 | | | | | | | | |
| 仁 | 丿 | 亻 | 仁 | 仁 | | | | | | | |

| 丸 | 丿 | 九 | 丸 |  |  |  |  |  |  |  |  |

［出处］《伤寒论》

［原文］ 趺阳脉浮而涩，浮则胃气强，涩则小便数，浮涩相搏，大便则硬，其脾为约，麻子仁丸主之。

［原文组成］ 麻子仁二升，芍药半斤，枳实半斤（炙），大黄一斤（去皮），厚朴半斤（炙），杏仁一升（去皮尖，熬，别作脂）。

［现代组成］ 麻子仁20g、芍药9g、枳实9g、大黄12g、厚朴9g、杏仁10g。

［用法］ 药研为末，炼蜜为丸，每次9g，每日1～2次，温开水送服；亦可作汤剂，水煎服。

［治法］ 润肠泄热，行气通便。

［主治］ 胃热肠燥便秘。症见大便干结，小便频数，脘腹胀痛，舌红苔黄，脉数。

［辨证要点］ 以大便秘结，小便频数，或脘腹胀痛，舌质红，苔薄黄，脉数为辨证要点。

［方解］ 方中麻子仁性味甘平，质润多脂，润肠通便。肺与大肠相表里，宣降肺气有助于通降肠腑，故配杏仁肃降肺气而润肠；白芍养阴和里以缓急；大黄苦寒沉降，泻热通便以通腑；枳实、厚朴行气破结消滞，以助腑气下行而通便；蜂蜜润燥滑肠，调和诸药。诸药合用，泻下与润下相伍，泻而不峻，下不伤正，使燥热去，腑气通，阴液复，脾津布，而大便自调。

［知识拓展］

　　据载，有位患者常年受大便燥结的困扰，因此他常常不敢吃饱，如果吃饱了，那么解大便就非常艰难。每每服用巴豆等大泻之药，泻完了又继续燥结，如此很多年了。后来，张子和（金元名医）为这位患者诊断，发现他两手的脉息都滑实有力，判断其属于燥证，用"大承气汤"治疗，随后让他服用"麻子仁丸"，还让他吃润肠的食物。百余天后，患者大便燥结的情况得到了极大的改善，身体也强健了起来。

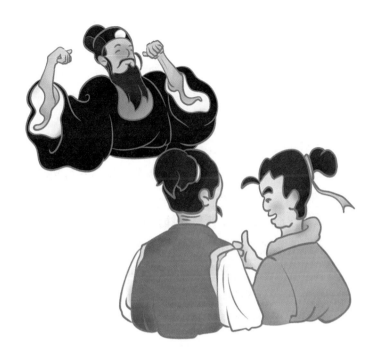

▲ 麻子仁丸改善肠燥便秘

可见，对于习惯性便秘或肠燥便秘，不宜一味地使用峻泻药的，否则会进一步损伤身体而加重病情。麻子仁丸是老年、产后、阴虚津亏之便秘和肛肠外科手术后常用的一种缓下剂，药效缓和不伤身。现代研究表明服用麻子仁丸具有增强肠胃蠕动的作用。

## 8. 逍遥散

[读音] xiāo yáo sǎn

[笔顺]

| 逍 | 丷 | 丷 | 半 | 半 | 肖 | 肖 | 肖 | 肖 | 消 | 逍 |
|---|---|---|---|---|---|---|---|---|---|---|
| 遥 | 冖 | 宀 | 疒 | 疒 | 丞 | 丞 | 夅 | 夅 | 盩 | 遥 | 遥 |

[出处] 《太平惠民和剂局方》

[原文组成] 甘草半两（微炙赤），当归（去苗，锉，微炒），茯苓（去皮，白者），芍药（白者），白术，柴胡（去苗）各一两。

[现代组成] 甘草4.5g、当归9g、茯苓9g、芍药9g、白术9g、柴胡9g。

[用法] 加生姜3片，薄荷6g，水煎服；丸剂，每服6～9g，日服2次。

[治法] 疏肝解郁，养血健脾。

[主治] 肝郁血虚脾弱证。症见两胁作痛，头痛目眩，口燥咽干，神疲食少，或往来寒热，或月经不调，乳房胀痛，脉弦而虚。

[辨证要点] 以两胁作痛，神疲食少，月经不调，脉弦而虚为辨证要点。

[方解] 方中以柴胡疏肝解郁，使肝郁得以条达，为君药。当归甘辛苦温，养血和血，且其味辛散，乃血中气药；白芍酸苦微寒，养血敛阴，柔肝缓急；归、芍与柴胡同用，补肝体而助肝用，使血和则肝和，血充则肝柔，共为臣药。木郁则土衰，肝病易传脾，故以白术、茯苓、甘草健脾益气，非但实土以御木乘，且使营血生化有源，共为佐药。用法中加薄荷少许，疏散郁遏之气，透达肝经郁热；生姜降逆和中，且能辛散达郁，亦为佐药。柴胡引药入肝，甘草调和药性，二者兼使药之用。所谓"肝苦急，急食酸以缓之……脾欲缓，急食甘以缓之……肝欲散，急食辛以散之"之旨（《素问·脏气法时论》）。可使肝郁得疏，血虚得养，脾弱得复，气血兼顾，肝脾同调，立法周全，组方严谨，故为调肝养血健脾之名方。

[知识拓展]

据说，古代有位驻守边关的将军，姓柴名胡，指挥有方，骁勇善战。他的两位副将是一对孪生兄弟，老大叫白术，老二叫白芍。他们日守边关，夜住哨所，一心为民，把村子治理得路不拾遗，夜不闭户，老百姓非常高兴，便将这个村子改名为"逍遥村"。

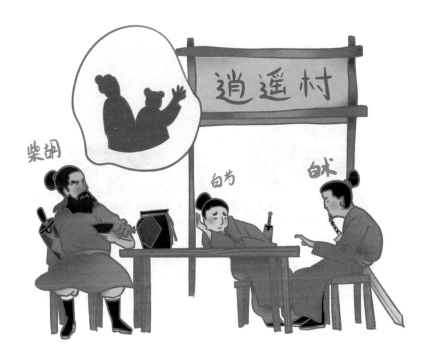

▲ 柴胡将军与两位副将（白术、白芍）守护逍遥村时思念妻儿

由于他们常年驻守边关，长时间不能与妻儿、亲人相见，久而久之，柴将军得了一种怪病，心情郁闷，食而无味，睡而不眠，精神疲倦，好像失了神似的。随军郎中多次诊治也束手无策。村里的一位老妪对将军的身体非常担忧，便将柴将军接到她家里休息。将军的身体每况愈下，为了尽快治好将军的病，老妪上山采集了生长最茂盛的甘草和薄荷，又挖了自己多年种的生姜，找出保存多年的几味祖传秘药为将军煮汤。煮药时，老妪不小心将生姜掉在了火炉里，等发现时，姜已经被火烧得黄亮。由于夜色已晚，老眼昏花的老妪无法再去挖取鲜姜，只好用这块炙烤过的生姜为将军煮了汤药。

奇怪的是，几剂汤药服下，将军的病情好了许多。再几天，将军精神好转，心情舒畅，急忙告别老妪赶回驻所。老妪再三挽留，将军感激地说："当归，当归！"老妪为将军治病的消息不胫而走。后来，边关的士兵出现类似的情况，随军郎中便向老妪取经，老妪将当时情况如实告诉郎

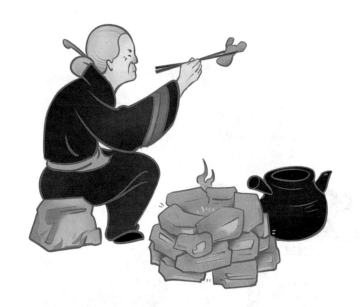

▲ 老妪不慎将生姜掉入火炉，用这块炙烤过的生姜为将军煮汤药

中，她不知道那几味祖传秘药的名称，并为掉在火炉里的那块生姜惋惜。郎中知晓药理，茅塞顿开，取得奇效的不正是"煨姜"吗？感念于将士们和老妪的无私助人，郎中便将那几味不知名的草药分别命名为柴胡、当归、白芍、白术、福临（茯苓）。由这些药物组成的方药则取名为"逍遥散"，并一直沿用至今。

# 9. 二陈汤

［读音］　èr chén tāng

［笔顺］

| 二 | 二 | 一 | 二 | | | | | | |
|---|---|---|---|---|---|---|---|---|---|
| 陈 | 了 | 阝 | 阝' | 阽 | 陈 | 陈 | 陈 | | |
| 汤 | 丶 | 丷 | 氵 | 沔 | 汤 | 汤 | | | |

［出处］《太平惠民和剂局方》

［原文组成］半夏汤洗七次，橘红各五两，白茯苓三两，甘草一两半（炙）。

［现代组成］半夏15g，橘红15g，白茯苓9g，炙甘草4.5g。

［用法］加生姜7片，乌梅1枚，水煎服。

［治法］燥湿化痰，理气和中。

［主治］主治湿痰证。症见咳嗽痰多，色白易咯，恶心呕吐，胸膈痞闷，肢体困重，或头眩心悸，舌苔白滑或腻，脉滑。

［辨证要点］以咳嗽，呕恶，痰多色白易咯，舌苔白腻，脉滑为辨证要点。

［方解］方中半夏辛温而燥，燥湿化痰，降逆和胃，散结消痞，《本草从新》言其为"治湿痰之主药"，故为君药。湿痰既成，阻滞气机，橘红辛苦温燥，理气行滞，燥湿化痰，乃"治痰先治气，气顺则痰消"之意，为臣药。茯苓甘淡，渗湿健脾以杜生痰之源，与半夏配伍，体现了朱丹溪"燥湿渗湿则不生痰"之理；生姜既助半夏降逆化痰，又制半夏之毒；少许乌梅收敛肺气，与半夏相伍，散中有收，使祛痰而不伤正，且有"欲劫之而先聚之"之意，均为佐药。炙甘草调和诸药，为使药。全方用药精简，体现燥化之中寓行运之法，达治脾消痰之功。方中"陈皮、半夏贵其陈久，则无燥散之患，故名二陈"（《医方集解·除痰之剂》）。

［知识拓展］

### 宋朝饮料"二陈汤"

　　饮料不仅在现代受欢迎，在宋朝亦是如此，宋代的饮料又称为"汤""熟水""香饮子"，很多人都在小摊边上撑把大伞，挂着一块木牌子贩卖。当时上至皇帝，下至布衣，最爱喝的必有"二陈汤"。"二陈汤"之所以叫二陈，是因为陈皮和半夏以陈久者为良，陈是旧的意思，就是要把这两种药材放久一些。中医认为"二陈汤"具有理气和中、燥湿化痰之功，宋人认为它也有醒酒和提神养生之效。著名诗人欧阳修甚至有诗赞曰："论功可以疗百疾，轻身久服胜胡麻"。

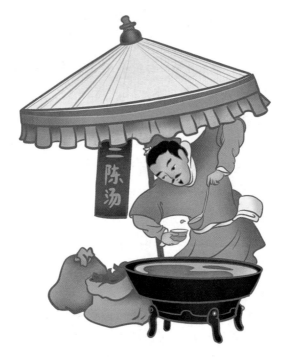

▲ 宋朝饮料"二陈汤"

## 10. 小柴胡汤

[读音] xiǎo chái hú tāng

[笔顺]

| 小 | 亅 | 小 | 小 | | | | | | |
|---|---|---|---|---|---|---|---|---|---|
| 柴 | 丨 | 丨 | 止 | 此 | 此 | 此 | 毕 | 毕 | 柴 |
| 胡 | 一 | 十 | 十 | 古 | 古 | 刮 | 胡 | 胡 | 胡 |
| 汤 | 丶 | 氵 | 氵 | 汐 | 汤 | 汤 | | | |

[出处] 《伤寒论》

[原文] 伤寒五六日中风,往来寒热,胸胁苦满,默默不欲饮食,心烦喜呕,或胸中烦而不呕,或渴,或腹中痛,或胁下痞硬,或心下悸、小便不利,或不渴、身有微热,或咳者,小柴胡汤主之。

［原文组成］ 柴胡半斤，黄芩三两，人参三两，甘草三两（炙），半夏半
升（洗），生姜三两（切），大枣十二枚（擘）。

［现代组成］ 柴胡 24g、黄芩 9g、人参 9g、炙甘草 9g、半夏 9g、生姜
9g、大枣 4 枚。

［用法］ 水煎服。

［治法］ 和解少阳。

［主治］ 伤寒少阳证；妇人中风，热入血室；疟疾、黄疸等病。症见往来
寒热，胸胁苦满，默默不欲饮食，心烦喜呕，口苦，咽干，目
眩，舌苔薄白，脉弦者；或经水适断，寒热发作有时。

［辨证要点］ 以往来寒热，胸胁苦满，默默不欲饮食，心烦喜呕，口苦，
咽干，目眩，苔白，脉弦为辨证要点。

［方解］ 方中柴胡苦平，入肝胆经，透泄少阳之邪，并能疏泄气机之郁
滞，使少阳之邪得以疏散，为君药。黄芩苦寒，清泄少阳之热，
为臣药。柴胡、黄芩相配伍，一散一清，恰入少阳，以解少阳之
邪。胆气犯胃，胃失和降，佐以半夏、生姜和胃降逆止呕；邪从
太阳传入少阳，缘于正气本虚，故又佐以人参、大枣益气补脾，
一者取其扶正以祛邪，二者取其益气以御邪内传，俾正气旺盛，
则邪无内向之机。炙甘草助参、枣扶正，兼以调和诸药，用为佐
使药。诸药合用，以和解少阳为主，兼和胃气，使邪气得解，则
诸症自除。

［知识拓展］

　　相传江南一村庄，有位年过半百的名医张仁义，他医术高明，心地善
良。一天，村民钱夫人带着八岁儿子小宝前来求医。小宝高烧不退，精神
萎靡。张老先生脉诊后发现，小宝脉象浮数、舌苔黄腻，是暑热所致感
冒，便建议钱夫人带小宝到他家后院的竹林避暑。竹林清凉宜人，小宝休
息后感觉好多了。然而到了晚上，小宝高烧复发，还出现了畏寒、恶心等
症状。钱夫人再次求助张仁义。

　　张仁义为其重新诊脉，发现小宝的脉象已转为沉迟，认为是暑热
引发了内寒。他决定用小柴胡汤调理，开了药方，并详细嘱咐钱夫人
煎药方法。钱夫人按时给小宝服药，几天后小宝症状减轻，高烧退去，

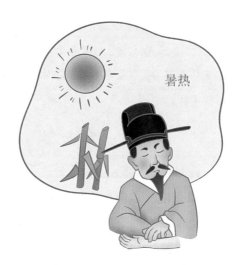

▲ 张仁义诊脉认为暑热引发了内寒

恢复如初。

　　钱夫人感激地带小宝来致谢，张仁义笑道："避暑最宜深竹院，伤寒当用小柴胡。这是古人的智慧。"此后，张仁义妙手回春的故事传遍村庄，更多村民慕名前来求医。而他也救治了很多患者，成为了远近闻名的名医。

# 11. 白虎汤

［读音］ bái hǔ tāng

［笔顺］

| 白 | 丿 | 亻 | 白 | 白 | 白 | | | |
| 虎 | 丨 | 卜 | 广 | 卢 | 卢 | 虍 | 虎 | 虎 |
| 汤 | 丶 | 氵 | 氵 | 汀 | 汤 | 汤 | | |

［出处］《伤寒论》

［原文］ 伤寒脉浮滑，此以表有热，里有寒，白虎汤主之。

［原文组成］ 知母六两，石膏一斤（碎），甘草二两（炙），粳米六合。

［现代组成］ 知母18g、石膏50g、甘草6g、粳米9g。

［用法］ 水煎，米熟汤成，温服。

［治法］ 清热生津。

［主治］ 阳明气分热盛证。症见壮热面赤，烦渴引饮，汗出恶热，脉洪大有力。

［辨证要点］ 以身大热，汗大出，口大渴，脉洪大为辨证要点。

［方解］ 方中重用石膏辛甘大寒，主入肺胃气分，善能清阳明气分大热，清热而不伤阴，并能止渴除烦，用为君药。臣以知母苦寒质润，既助石膏清肺胃之热，又滋阴润燥，救已伤之阴津，以止渴除烦。石膏配知母相须为用，清热除烦生津之力尤强，为阳明气分大热之最佳配伍。粳米、炙甘草益胃生津，亦可防止大寒伤中之弊，均为佐药。炙甘草兼以调和诸药为使。四药配伍，共奏清热生津之效。

［知识拓展］

　　青龙、白虎、朱雀、玄武是中国传统中的星宿名字，象征着四个方位，被誉为"四方之神""四灵"。青龙、白虎、朱雀、玄武表示方位可溯源至先秦、夏商周时期，思想体系来自春秋战国之前的阴阳五行中的"五

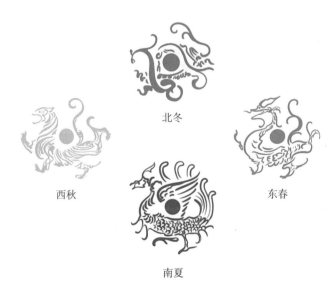

北冬

西秋

东春

南夏

▲ 阴阳五行中"五方"的东、南、西、北四个方位

方"，即东（青龙）、西（白虎）、南（朱雀）、北（玄武）、中（天子）。青龙的方位是东、左，代表春季；白虎的方位是西、右，代表秋季；朱雀的方位是南、前，代表夏季；玄武的方位是北、后，代表冬季。

白虎汤是中医常用的方剂，由名医张仲景创制。据传，仲景在行医中最反对那些误人性命的巫医了。他到处奔走呼吁，生病一定要找医生，不要求神拜佛，贻误病情。有一次，张仲景的弟子卫讯告诉他，有个道士为患者捉了"鬼"后，给患者吃"白虎大仙"给的"仙药"，病就好了，据说还治愈了不少人。"有这等事？"张仲景感到很奇怪，"你设法把他的药弄点来看看。"卫讯经多处打探，找来一包"仙药"。

张仲景把药中不同颜色、形状的碎片分开来，发现它是由四种药物合成的。他逐样拿起来放在鼻子下闻闻，又用舌头舔舔，再放在嘴里嚼，"唔，这是生石膏，这是知母，这是粳米，这是甘草……仙药中没有一点香灰和别的古怪成分。"

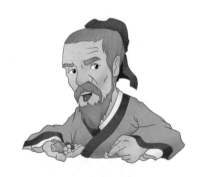

▲ 张仲景从道教"仙药"中辨析出中药

他恍然领悟到，虽然有些巫医是在装神弄鬼，但也有些巫医手里掌握着一些民间验方。于是，他又设法把这个药方找到，经运用后发现这个药方治疗高热病的效果不错，挽救了不少危重患者。后来，张仲景便把这个药方也写进了《伤寒论》中，为百姓治病。药方名则仍保留道教的叫法，以白虎对应西方之金，秋天五行属金，若此时得金，则炎热中暑的症状自然缓解。

## 12. 当归补血汤

[读音] dāng guī bǔ xuè tāng

[笔顺]

| 当 | 丨 | 丷 | 丷 | 半 | 当 | 当 |
| 归 | 丨 | 刂 | 彐 | 归 | 归 | |
| 补 | 丶 | 礻 | 礻 | 礻 | 礻 | 补 |
| 血 | 丿 | 𠂆 | 白 | 血 | 血 | 血 |
| 汤 | 丶 | 丶 | 氵 | 汩 | 汤 | 汤 |

[出处] 《内外伤辨惑论》

[原文] 治肌热，燥热，困渴引饮，目赤面红，昼夜不息。其脉洪大而虚，重按全无。《内经》曰："脉虚血虚。"又云，血虚发热，证象白虎，惟脉不长实有辨耳，误服白虎汤必死。此病得之于饥困劳役。黄芪一两，当归二钱（酒洗）。上㕮咀，都作一服，水二盏，煎至一盏，去滓，温服，空心食前。

[原文组成] 黄芪一两，当归二钱（酒洗）。

[现代组成] 黄芪30g、当归6g。

[用法] 水煎服。

[治法] 补气生血。

[主治] 血虚发热证。症见肌热面红，烦渴欲饮，脉洪大而虚，重按无力。亦治妇人经期、产后血虚发热头痛，或疮疡溃后，久不愈合者。

[辨证要点] 以肌热面红，渴喜热饮，脉大而虚为辨证要点。

[方解] 方中重用黄芪，大补肺脾元气而善能固护肌表为君，正如张秉成所云"盖此时阳气去里而越表，恐一时固里不及，不得不从卫外以挽留之"，且大补肺脾之气，以资气血生化之源。臣以当归，养血和营。二药相伍，一气一血，一阴一阳，以五倍量之黄芪为主，补正气而摄浮阳，使气旺血生，阳生阴长，虚热自除。

[知识拓展]

当归补血汤由黄芪和当归两味药以 5∶1 比例组成，二者用量有严格要求，必须按药物固定用量配伍效果才能达到最佳。

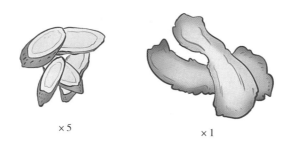

×5　　　　　　　　×1

▲ 当归补血汤由黄芪和当归两味药以 5∶1 比例组成

气和血是人体生命活动的主要物质，都是有很强活力精微物质，也是构成人体最基本物质。

人体的气来自父母先天精气、饮食中水谷之精气，以及自然界中的清气。气对人体作用比较多，包括推动、防御、气化等，调控着人体的新陈代谢。血则指的是血液，其富有营养，具有滋润作用，维持着人体生命活动。血液形成是脾胃之气作用的结果，能够营养和滋润全身，生理功能十分重要。

气属于阳，血属于阴。气和血二者相辅相成，联系密切。从"气能生血"的中医理论看，气旺血生是当归补血汤治疗病症时的配伍理论基础。

## 参考文献

[1] 周晔，张金. 中医药学概要［M］. 2 版. 北京：中国医药科技出版社，2021.

[2] 田安民，张玉芝，赵海善，等. 桂枝汤药理作用的初步研究［J］. 中成药研究，1983（03）：25-28.

[3] 高建忠. 古代经典名方 100 首解读［M］. 太原：山西科学技术出版社，2022.

［4］卜文超. 中医药科学性研究［M］. 昆明：云南科技出版社，2022.

［5］代金豹. 新编长沙方歌括［M］. 北京：中国中医药出版社，2021.

［6］李冀. 中华医学百科全书 中医药学方剂学［M］. 北京：中国协和医科大学出版社，2021.

［7］杨飞霞，王玉，夏鹏飞，等. 当归补血汤化学成分、药理作用、临床应用的研究进展及质量标志物的预测分析［J］. 中国中药杂志，2021，46（11）：2677-2685.

# 陆 领略 · 神奇经络穴位

## 1. 足太阳膀胱经

[读音] zú tài yáng páng guāng jīng

[笔顺]

| 足 | 丶 | 口 | 口 | 尸 | 尸 | 尸 | 足 | | | | |
|---|---|---|---|---|---|---|---|---|---|---|---|
| 太 | 一 | 大 | 大 | 太 | | | | | | | |
| 阳 | 阝 | 阝 | 阳 | 阳 | 阳 | 阳 | | | | | |
| 膀 | 丿 | 刀 | 月 | 月 | 肜 | 胪 | 胪 | 胪 | 胪 | 胪 | 膀 |
| 膀 | 膀 | | | | | | | | | | |
| 胱 | 丿 | 刀 | 月 | 月 | 肝 | 肝 | 肿 | 胖 | 胖 | 胱 | |
| 经 | 乡 | 乡 | 乡 | 纟 | 纟 | 经 | 经 | 经 | | | |

[释义] 足太阳膀胱经是一条经脉，十二正经之一，流注时辰为申时（15点至17点）。足太阳膀胱经是人体中最长的一条经脉，从头面部内眼角睛明穴，到足部小脚趾的外侧，一共有67个穴位。有时候为了表述简便，也会用膀胱经来简称足太阳膀胱经。

[知识拓展]

膀胱经穴位主要分布在人体背部，膀胱经位于脊柱两旁，循行体表的路径长又广，从阴阳而论，腹部属阴，背部属阳，因此阳气盛。各脏腑背俞穴均在背部膀胱经上，这些经穴是运行气血、联络脏腑的通路。

膀胱经穴位众多，最常用的有护眼的睛明穴，护颈的大杼穴、天柱穴，护腰的肾俞穴、委中穴，缓解小腿肌肉酸痛及痉挛的承山穴。通过刺激足太阳膀胱经及经络上的穴位，可以实现对各脏腑功能的调养。膀胱经可以视为外邪入侵的门户。《黄帝内经》中记载："巨阳主气，故先受邪"。太阳经主宰诸阳之气，是身之表，所以容易先受病邪。比如，有的人背部受凉很容易感冒，尤其是脖子后面，吹风的时间长了会觉得很冷，这是由于膀胱经的阳气不足（无法充分温煦机体），不能抵抗外邪所致。

古人的养生观念已较为成熟完善，从其服装上也可以窥知一二。中国古代的服装，无论四季，衣领大多可覆盖后颈部分，足太阳膀胱经走行部位都被保护了起来，不容易受风邪入侵。现代的服装设计款式多样，也较古时大胆，部分衣服设计成颈、肩、背部镂空的款式，增加了受寒的风险。这对我们的生活会有什么影响呢？

冬天气温低，若膀胱经没有得到充分的保护，自然容易受寒；而夏天在室内常常通过空调进行降温，寒邪更容易通过头颈部入侵。如果外感风寒（风寒感冒），四肢躯干有衣物防护，而脖子、头部往往暴露在外，因此膀胱经先受邪，所以在人体外感风寒后，经常会出现颈背部肌肉僵硬酸痛，或头痛眼胀、鼻塞流涕等症状，这些都是膀胱经循行部位受到影响的表现。

如果出现这些情况，该怎么缓解呢？当我们通过辨证论治，明确是由于风寒感冒导致以上症状时，可沿着膀胱经在头颈背部的循行部位进行刮痧，有利于驱散风寒。

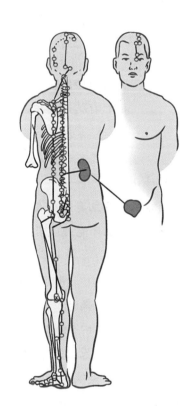

▲ 足太阳膀胱经穴位及走行

## 2. 手太阴肺经

[读音] shǒu tài yīn fèi jīng

[笔顺]

| | | | | | | | |
|---|---|---|---|---|---|---|---|
| 手 | 一 | 二 | 三 | 手 | | | |
| 太 | 一 | ナ | 大 | 太 | | | |
| 阴 | 阝 | 阝 | 阳 | 阴 | 阴 | 阴 | |
| 肺 | 丿 | 月 | 月 | 月 | 肝 | 肺 | 肺 |
| 经 | 乊 | 乡 | 纟 | 纪 | 经 | 经 | 经 |

[释义] 手太阴肺经（常用肺经表示），十二正经之一，手三阴经之一，起于前胸部的中府穴，止于大拇指末端的少商穴，左右手各 11 穴。经脉分布于胸前、上肢内侧前、拇指桡侧。其络脉、经别分别与之内外相连，经筋分布于外部。

[知识拓展]

肺经穴位主要分布在前胸部、上肢及手部，如果有呼吸系统的疾病，点按肺经穴位可能出现不同的反应，如感觉疼痛、酸胀或皮肤色泽发生变化等。

在中医观念中，肺通过鼻和毛孔主管着体内与体外气息交流，当秋季空气变得寒冷与干燥时，肺部易成为发病的部位。古时候，人们没有找寻到有效的治疗方法。有个聪慧的老人家，发现猿在树林间飞速穿梭，丝毫不受季节影响。于是乎他模仿猿类动作，设计出了能增强呼吸功能的五禽戏的猿提（耸肩、沉肩，做胸部开合动作），从而使手太阴肺经经气舒展，气血流动加强，抵御外部寒邪、燥邪入侵的能力增强，则秋季患肺病的概率降低。

手太阴肺经始于胸旁的中府穴，结束于大拇指指甲旁的少商穴，从中府穴往拇指走有治疗久咳的云门穴、专治流鼻血的天府穴、治疗新咳的尺泽穴、用于脉诊的列缺穴、可治疗声音疾病的经渠穴、可治疗心律不齐的太渊穴、有助于治疗乳痈的鱼际穴、可治疗扁桃体发炎和退烧的少商穴，这些穴位都是手太阴肺经上常用的穴位。

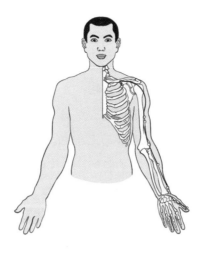

▲ 手太阴肺经走行及穴位

## 3. 任脉

[读音] rèn mài

[笔顺]

| 任 | ノ | イ | 仁 | 仁 | 仟 | 任 | | |
|---|---|---|---|---|---|---|---|---|
| 脉 | ノ | 刀 | 月 | 月 | 肜 | 肌 | 肵 | 胏 | 脉 |

[释义] 任脉的"任"字，有担任、任养之意。任脉主要是"任维诸脉"，又称为"阴脉之海"。此外，任通"妊"，指妊养。任脉作为"生养之本"，主胞胎。

[知识拓展]

任脉最早记载于《黄帝内经》，首穴是会阴，末穴是承浆，共24穴。该经循行的第一个穴位是下腹部的会阴穴，最后一个穴位是头面部的承浆穴，由于其循行经过少腹、脐腹、胃脘、胸、颈、咽喉、头面部，因此可以治疗这些部位的局部病症，以及与该经相应的内脏病症及神志病症。

《素问·上古天真论》中说道，女子"二七"（14岁），天癸至，任脉通畅，冲脉运行旺盛，血海满盈，溢于胞宫，月经方能按时来潮，女子开始具备生育能力。女子"七七"（49岁），冲任二脉虚衰，天癸枯竭，月经停闭，生殖脏器逐渐萎缩而失去生殖能力。

原文：岐伯曰：女子七岁。肾气盛，齿更发长；二七而天癸至，任脉通，太冲脉盛，月事以时下，故有子；三七，肾气平均，故真牙生而长极；四七，筋骨坚，发长极，身体盛壮；五七，阳明脉衰，面始焦，发始堕；六七，三阳脉衰于上，面皆焦，发始白；七七，任脉虚，太冲脉衰少，天癸竭，地道不通，故形坏而无子也。

现代译文：岐伯说：女子到了七岁，肾气旺盛了起来，乳齿更换，头发开始茂盛。十四岁时，天癸产生，任脉通畅，太冲脉旺盛，月经按时来潮，具备了生育子女的能力。二十一岁时，肾气充满，真牙生出，牙齿就长全了。二十八岁时，筋骨强健有力，头发的生长达到最茂盛的阶段，此时身体最为强壮。三十五岁时，阳明经脉气血渐衰弱，面部开始憔悴，头发也开始脱落。四十二岁时，三阳经脉（手、足三阳经的总称，实际上是六条经脉，足三阳经包括足阳明胃经、足太阳膀胱经、足少阳胆经，手三阳经包括手阳明大肠经、手太阳小肠经和手少阳三焦经）气血衰弱，面部憔悴无华，头发开始变白。四十九岁时，任脉气血虚弱，太冲脉的气血也衰少了，天癸枯竭，月经断绝，所以形体衰老，失去了生育能力。

任脉上常用的穴位有：可治疗胃痛腹胀的中脘穴和治疗气喘胸闷的膻中穴。

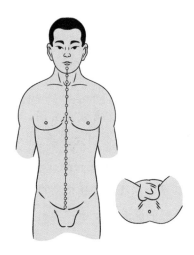

▲ 任脉走行及穴位

## 4. 督脉

[读音]  dū mài

[笔顺]

| 督 | 丶 | 亠 | 广 | 广 | 叔 | 叔 | 叔 | 叔 | 督 | 督 |
|---|---|---|---|---|---|---|---|---|---|---|
| 督 | | | | | | | | | | |
| 脉 | 丿 | 刀 | 月 | 月 | 肝 | 肝 | 肝 | 肝 | 脉 | |

[释义]　《说文解字》曰："督，察也。"督，有察看、审察之意，引申为总督、统率、正中。此脉统率全身阳气，主要分布于头身正中，有"总督诸阳"和"阳脉之海"的说法。

[知识拓展]

　　督脉最早记载于《黄帝内经》。首穴是长强，末穴是龈交/印堂，共29穴。新增印堂穴归于督脉。此经腧穴可治疗神志病，热病，腰骶、背、头项局部病证及相应的内脏疾病。督脉的功能可以概括为两点：

　　（1）"阳脉之海"，调节阳经气血。督脉多次与手足三阳经及阳维脉相交会，与各阳经都有联系，所以可对全身阳经气血起调节作用。

　　（2）反映脑髓和肾的功能。督脉行脊里，入络脑，又络肾，与脑、髓、肾关系密切，可反映脑、髓、肾的生理功能和病理变化。肾为先天之本，主髓通脑，主生殖，故脊强、厥冷及精冷不育等生殖系统疾患与督脉有关。

　　在中国武侠小说中经常可见到关于武林高手打通任督二脉的描写。任督二脉是什么？普通人也有任督二脉吗？其实，任督二脉真实地存在于我们每个人的身上，而且本来就是相通的。任、督二脉，任脉行于腹，督脉行于背，一前一后腹背二脉相贯，经气运行流畅，可调节人体的阴阳，达到阴阳的平衡。打通任督二脉，在中医的描述，是相对于生理状态下，由于机体经脉气血运行不畅导致的"不通"（阻滞）的治疗方法，并不是指二脉不相通。

　　"打通"任督二脉，虽不是武功绝学，不能长生不老，但可让患有颈肩腰腿痛、脊柱不适等长期处于疾病或亚健康状态的人们气血更加通畅。

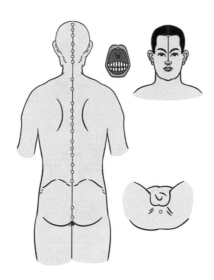

▲ 督脉走行及穴位

# 5. 合谷

[读音] hé gǔ

[笔顺]

| 合 | 丿 | 人 | 스 | 合 | 合 | 合 | | | | | | |
|---|---|---|---|---|---|---|---|---|---|---|---|---|
| 谷 | 丶 | 八 | 公 | 父 | 谷 | 谷 | 谷 | | | | | |

[释义] 合谷穴，出自《灵枢·本输》。合，开合、结合与合拢之意。合谷是一个常用的保健穴位，所谓"开则如谷，合则如山"，属手阳明大肠经，为大肠经原穴，原穴是脏腑的原气经过和留止的部位。十二经脉在腕关节、踝关节附近各有一个原穴，合起来称为十二原穴。合谷位于手背，第一、二掌骨间，第二掌骨桡侧的中点处（穴位定位见下图）。

[知识拓展]

　　合谷具有镇静止痛，通经活经，清热解表的作用。孕妇慎用。主治头痛、齿痛、目赤肿痛、咽喉肿痛、耳聋；恶寒发热、无汗、多汗；中风失语、上肢不遂。

有一天，一位小女孩和父母坐马车去看望山中的外婆。路途颠簸劳顿，小女孩头痛晕眩，她的母亲是一名中医师，马上给小女孩揉捏了合谷穴数分钟，女孩的疼痛晕眩减轻了不少。除了常用于治疗晕车、头痛等，合谷穴还可以用于治疗肺、大肠相关的病变。这是为什么呢？首先，合谷穴位于手太阴肺经，大肠经与肺经相表里，而且合谷与肺经的络脉直接相通，故此穴可以宣肺理气、疏风解表、调汗泻热，是治疗表证的要穴，且通经活络、舒筋利节之力较强，可治疗大肠经循经部位的疼痛、麻木、冰冷、发热、瘫痪等。对于汗证，此穴具有双向调理作用，无汗可发汗，汗多可止汗。

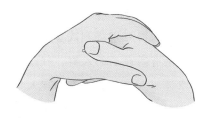

▲ 合谷穴定位

## 6. 曲池

[读音] qū chí

[笔顺]

| 曲 | 丨 | 冂 | 冂 | 両 | 曲 | 曲 |
| 池 | 丶 | 氵 | 氵 | 汀 | 沌 | 池 |

[释义] 曲池穴，出自《灵枢·本输》。属于手阳明大肠经，为大肠经的合穴。合穴相当于"入海口"，曲，弯曲，池，水之停聚处。此穴在肘臂屈曲时，肘横纹端凹陷如池之处也。必须屈肘取穴，凹陷才能显现出来。经气流经此处，有如水入池，然后会合于脏腑的部位。位于肘横纹外侧端，屈肘，当尺泽与肱骨外上髁连线中点。

[知识拓展]

此穴又称为肘尖，简便定位为屈肘成直角，当肘弯横纹尽头处；屈肘，于尺泽与肱骨外上髁连线的中点处取穴。

此穴位具有清热解表、疏经通络的作用。主治咽喉肿痛、目赤肿痛、齿痛；瘾疹（瘙痒性、过敏性皮肤病）、湿疹、瘰疬（一种感染性外科疾病）；热病；手臂肿痛、上肢不遂。可以尝试这样理解记忆：曲池穴为手阳明大肠经上的穴位，首先，该穴位位于上肢，因此对于手臂肿痛、上肢不遂有改善作用；其次，大肠经与肺经相表里，而经气由曲池穴深入，因此，曲池穴对于肺经相关的疾病（呼吸系统、皮肤疾病）也有治疗作用，如咽喉肿痛、湿疹等；另外，由于曲池穴是经气深入的地方，脉气流注此穴时，似水注入池中，循经上到头部，因此头面部问题如齿痛、目疾也可通过刺激曲池穴得到改善。

患有高血压的人群，经络易受阻，形成上实下虚之象，导致心脏供血很难输布到四肢，从而出现人体的上半部气血过足，而下半部气血不足的情况。部分高血压患者常出现的头晕目眩、面红等症状多是上实下虚的原因。既然曲池穴为大肠经之合穴，是大肠经气血最旺盛之穴，同时它又属土，所以刺激曲池穴，不仅可以疏通大肠下行之路，还可以祛脾湿，改善人体上实下虚之症，从而起到降血压的作用。从实践来看，其降压的远期作用也不错。

曲池穴可治疗循经经络病，如配穴治疗因中风导致的上肢半身不遂、局部经络不通、气血阻滞引起的手臂、肘关节疼痛、屈伸不利等。曲池穴亦可用于调理膝关节疾病，常取对侧穴位进行治疗。除针刺外，还可采用点压、按揉、艾灸等方法。比如，用刮痧板从上到下刮拭曲池穴 3～5 分钟，可有效缓解外感发热；点压、按揉曲池穴可缓解肘臂酸痛、屈伸不利；温和灸曲池穴可治疗因风寒痹阻导致的肘臂发凉、疼痛；按压曲池穴还可有效预防高血压病：用大拇指指腹垂直按压，每次 3～5 分钟，使酸胀感向下扩散。

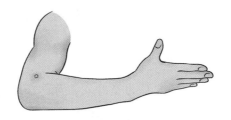

▲ 曲池穴定位

## 7. 足三里

[读音] zú sān lǐ

[笔顺]

| 足 | 丶 | 丿 | 口 | 口 | 尸 | 尺 | 足 | | | | |
|---|---|---|---|---|---|---|---|---|---|---|---|
| 三 | 一 | 二 | 三 | | | | | | | | |
| 里 | 丶 | 口 | 日 | 日 | 甲 | 甲 | 里 | | | | |

[释义] 足三里穴，出自《灵枢·五邪》，属足阳明胃经，胃经合穴。定位在小腿前外侧，犊鼻下3寸，距胫骨前缘一横指。在古代"里"与"理"意思相通，古代医家以肚脐为界，把人体肚脐以上称之为"天"，以下称之为"地"，中间称之为"人"，分为三部。所谓"万物由之，理在其中"，这句话引申的意思就是人体各种功能的产生都是从脐中的"人"部，也就是脾胃的运化功能化生而来的。因此"足三里"能够调和"天地人"三部，也就是能够调节人体各个器官及相关的功能，从而达到治疗全身疾病的效果。

[知识拓展]

足三里是一个常用的保健穴位，可通过调理脾胃功能来提升脏腑功能、促进气血运行，从而改善机体消化、代谢等问题，并且因其位于膝盖附近，对于膝腿痛、脚气等局部病变也有改善作用。因此，足三里主治胃痛、呕吐、呃逆、腹胀、肠鸣、泄泻、痢疾、便秘；乳痈（乳房急性化脓性疾病）；膝腿痛、脚气、水肿；气喘、痰多；头晕、消化不良、癫狂等。

足三里穴可治疗胃肠疾患，从《黄帝内经》成书起便有不少采用足三里穴治疗胃肠疾病的记载。《黄帝内经》中足三里穴的主治功用大致归纳为七个方面，即调胃肠、温中阳、降逆气、清腑热、化湿肿、除痹厥、补正气。可见，足三里的应用十分广泛，在日常生活中人们也常通过刺激足三里来进行自我保健。

古医书曾说"小儿忌灸三里，三十外方可灸，不尔反生病"，是因为足三里有引气下行的作用。处于生长期的小儿乃纯阳之体，生发之气旺盛，长灸足三里使气下泄，可导致生长迟缓、气血不和、易生病，故而小儿不宜常灸足三里。然而古医书说的不一定适合现代，古医书指的是正常情况下孩子不宜灸足三里，但如今的孩子常吃各种冷饮零食，体内寒湿气重、脾胃虚弱，在这种情况下适当灸足三里也未尝不可。

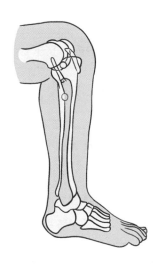

▲ 足三里穴定位

# 8. 三阴交

[读音]　sān yīn jiāo

[笔顺]

| 三 | 二 | 三 | 三 | | | | | | | |
|---|---|---|---|---|---|---|---|---|---|---|
| 阴 | 阝 | 阝 | 阴 | 阴 | 阴 | 阴 | | | | |
| 交 | 、 | 一 | 六 | 六 | 亥 | 交 | | | | |

[释义]　三阴交穴，出自《针灸甲乙经》，三阴，指三条阴经；交，交会之意。该穴位属于足太阴脾经，为足太阴脾经、足少阴肾经、足厥阴肝经之交会穴。定位在小腿内侧，内踝尖上3寸，胫骨内侧缘后际。

[ **知识拓展** ]

交会穴相当于"交叉路口"，是指两条经脉或多条经脉相交汇合的腧穴，因此交会穴可治疗本经和与之交会相通经脉的病变，正所谓"经脉所通，主治所及"。因此，该穴位具有健脾理气、调理精血的作用。主治：肠鸣腹、泄泻、便秘；月经不调、经闭、痛经、带下（阴道分泌液体过多、颜色、质地异常、有异味），不孕；心悸、不寐、癫狂；小便不利、遗尿；遗精、阳痿；疝气；下肢痿痹（手足痿弱、无力运动）。孕妇禁用。

南宋著名针灸学家王执中在《针灸资生经》记载："有贵人内子，产后暴卒，急呼其母办后事，母至，为灸会阴、三阴交各数壮而苏，母盖名医女也。"

故事是这样的：一个富贵人家的夫人生孩子时难产，发生大出血，情况十分危急。家人马上告知夫人的娘家："你姑娘生孩子难产，已经快不行了！"老夫人听后非常着急，立刻赶往姑爷家，到了女儿身前一看，摸摸脸、腋下、手腕后说："不要急，赶快给我准备大蒜、艾叶、艾绒。"然后，她把艾绒搓成了小的艾炷，用蒜汁粘到三阴交穴和会阴穴上，三穴同时艾灸。当灸到皮肤起水疱的时候，产妇竟然有反应。老夫人说，她家里

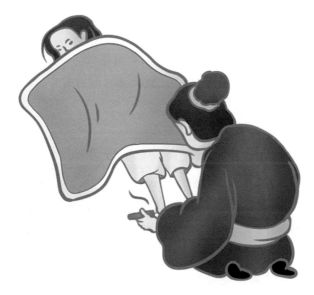

▲ 三阴交穴艾灸

祖传都是中医,从小在家里耳濡目染。她知道如果是阴血暴脱导致的昏迷,用艾灸三阴交的方法可以补充阴血,这才把女儿救过来了。现代产后宫缩复原不良或因血管舒张性虚脱及羊水栓塞导致的血管病,临床可配合艾灸三阴交,可明显改善宫缩不良和产后出血。这一故事可能有些许夸大,但也从侧面印证了三阴交补血能力之强。

## 9. 中脘

[读音] zhōng wǎn

[笔顺]

| 中 | 丨 | 口 | 口 | 中 | | | | | | |
| 脘 | 丿 | 刀 | 月 | 月 | 肜 | 肜 | 胪 | 胪 | 胪 | 胪 | 脘 |

[释义] 中脘穴,出自《难经·四十五难》,属于任脉,为胃的募穴;八会穴之腑会;任脉与手少阳三焦经、手太阳小肠经、足阳明胃经的交会穴。中,中间。指此穴位于上脘穴和下脘穴中间。脘,空腔,即胃的部位。中脘定位于上腹部,脐中上4寸,前正中线上。

[知识拓展]

募穴是指脏腑之气结聚于胸腹部的腧穴,"募",有聚集、汇合之意。八会穴相当于人体的八位"总司令",是人体脏、腑、气、血、筋、脉、骨、髓的精气所汇聚之处的腧穴。此穴位具有健脾和胃、补中安神、化湿降逆的作用。主治胃痛、呕吐、完谷不化(大便中夹有大量未消化食物)、食欲不振、腹胀、腹泻、小儿疳积(1～5岁儿童营养不良)、癫痫、不寐、黄疸。

中脘是健脾养胃的常用保健穴位,可用示指、中指两指并拢,按揉此穴,以穴位局部有明显的酸胀感为度,每次3～5分钟。

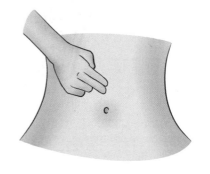

▲ 中脘穴按揉

按揉中脘穴可以改善脾胃虚弱所导致的消化不良、胃口不佳等症状。同时，因脾胃是人体气机升降运动的枢纽，故可通过调理脾胃而防治其他病证，例如因为晚上进食辛辣刺激、油腻难消化的食物，导致"胃不和则卧不安"出现的不寐。

## 10. 天枢

[读音] tiān shū

[笔顺]

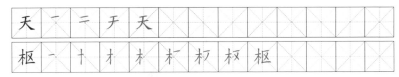

| 天 | 一 | 二 | 于 | 天 | | | |
| 枢 | 一 | 十 | 才 | 木 | 枢 | 枢 | 枢 | 枢 |

[释义] 人体与天地相应，以肚脐（神阙穴）为分界线，人体的上半部分对应"天"，人体下半部分对应"地"，"枢"为枢纽的意思。天枢穴位于腹部，横平脐中，前正中线旁开2寸，像"人体中转站"。天枢穴，出自《灵枢·骨度》，属于足阳明胃经，为大肠经的募穴，是治疗消化系统疾病的常用穴。

[知识拓展]

此穴位具有理气止痛、清热利湿、活血化瘀的作用。天枢位于腹部，横平脐中，前正中线旁开2寸，因而可缓解局部的绕脐腹痛。同时胃经与脾经相表里，故对脾胃功能减弱而致的腹胀、腹泻、便秘等消化系统症状也有改善作用；其"中转"作用可以促进脾胃运化，从而化生气血、调畅气机，可用于治疗各种妇科良性肿瘤、痛经、月经不调等病症。

天枢穴是胃经上的重要腧穴，也是大肠的募穴。天枢穴与胃肠道关系紧密，主治肠胃疾病。临床实践发现，天枢穴对调节肠腑功能有明显的双向调节作用，既能通便，又可止腹泻。

缓解便秘按摩法：两脚分开站立，与肩同宽，以示指、中指的指腹按压天枢穴，在刺激腧穴的同时，向前挺出腹部并缓慢吸气，然后上身缓慢向前倾并呼气，反复做5次。接着两腿并拢坐于椅上，按压天枢穴，左腿尽量向上抬，然后收回，换右腿上抬，收回为1次。如此反复做5次。

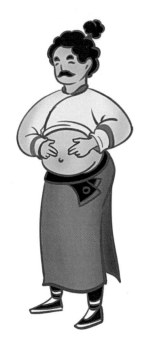

▲ 缓解便秘按摩天枢穴

缓解腹泻按摩法：先排去大便，仰卧于床上，或坐在椅子上、沙发上，屈膝，解开腰带，露出肚脐部，全身尽量放松，用双手拇指指腹分别压在两侧天枢穴上，力度由轻渐重，缓缓下压（指力以自身能耐受为度），持续4~6分钟，将手指慢慢抬起（但不要离开皮肤），再在原处按揉片刻。

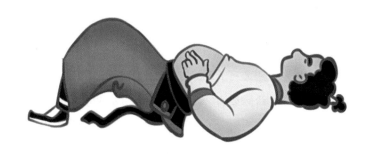

▲ 缓解腹泻按摩天枢穴

# 11. 人中

[读音] rén zhōng

[笔顺]

| 人 | 丿 | 人 | | | | | | |
| 中 | 丶 | 冂 | 口 | 中 | | | | |

[释义] 人中穴，出自《素问·气府论》，属于督脉，为督脉与手足阳明经的交会穴。人中在面部，位于人中沟的上1/3与中1/3的交点处（穴位定位见下图）。人，指本穴位在头面天地人三部中的人部。中，指本穴位处在头面前正中线。人中意指本穴位于鼻唇沟的中部。人中穴，位于十四经交接的部位，刺激人中穴就像调节整条河的流量开关，可恢复阴阳平衡，是古代急救昏厥要穴。

[知识拓展]

人中穴多用于治疗中风、厥脱证（休克）、急性腰扭伤等急性病症。现代研究认为，人中穴下分布着三叉神经第二支和面神经颊支。通过刺激该穴能够刺激三叉神经和面神经作用于脑干，起到改善呼吸节律、升高血压等"醒脑开窍"作用。此穴位具有醒神开窍、解痉止痛的作用。主治昏迷晕厥、中风、中暑；癫狂痫、癔症、急慢惊风；闪挫腰痛、脊背强痛；口㖞（口眼向一侧歪斜）、面肿、鼻塞、牙关紧闭。

古语有云："急救人中谋"，可见人中穴最大的作用之一就是急救。这个穴位之所以能够"救命"，是因为从中医角度来讲，人出现昏迷、晕厥、癫狂，是天地之气不通，循环中断的缘故。而人中穴为手、足阳明与督脉之会，刺激它可以使阴阳二气相接，人也就能苏醒过来。从西医角度来看，刺激人中穴不仅可以升高血压，保证各脏器的血液供应，维持生命活动，还有利于节律性呼吸活动的进行。

急救时刺激人中穴最好的方法是指掐，这样可以达到针刺的效果。具体方法为用拇指指甲盖的边缘部分，顶在人中穴处，用力以适当的节律进行掐按；也可以用大拇指和示指同时用力掐，给予人中穴强烈刺激。

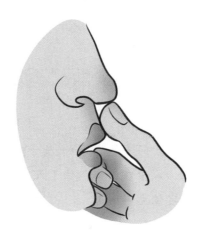

▲ 掐按人中穴

如果是比较轻微的头昏或中暑，可以采用按揉法刺激人中穴，具体方法为以大拇指指腹按住人中穴，此时可感觉穴位局部酸胀疼痛感较明显；然后以人中穴为中心，保持一定的力度，由内向外进行旋转按揉，每次可按揉两分钟。

# 12. 膻中

［读音］ dàn zhōng

［笔顺］

| 膻 | 丿 | 刀 | 月 | 月 | 月 | 肀 | 肀 | 胪 | 脂 | 脂 | 脂 | 膻 |
|---|---|---|---|---|---|---|---|---|---|---|---|---|
| 脂 | 膻 | 膻 | 膻 | 膻 | | | | | | | | |
| 中 | 丨 | 口 | 口 | 中 | | | | | | | | |

［释义］ "膻中者，为气之海"，是宗气聚集的地方。宗气是由肺吸入的氧气与脾胃化生的水谷精微之气相结合而形成。膻中穴，出自《灵枢·根结》，属于任脉，为心包募穴；八会穴之气会。位于上腹部，横平第 4 肋间隙，前正中线上。

[知识拓展]

此穴位具有宣肺降气、宽胸止痛的作用。主治咳嗽、气喘；心痛、心悸；产后乳少、乳痈、乳癖；呕吐、呃逆。膻中穴又是任脉、足太阴、足少阴、手太阴、手少阴经之交会穴。膻中穴具有宽胸降气、疏通经络的功效，可缓解由于气滞不通、乳络不畅引起的心跳加快、产后乳汁分泌不足、乳腺增生等病症，刺灸膻中能够疏通气机，理气散瘀。总之，一切气病都可以选用。

《黄帝内经》中提到："膻中者，臣使之官，喜乐出焉。"意思是说，膻中穴是心包经的令官，人在胸闷抑郁的时候，按摩这个穴位可以驱散心中的郁闷之气，让心情变得愉悦。同时，《黄帝内经》认为"气会膻中"，也就是说膻中穴可调节人体全身的气机，不仅是心包经经气聚集之处，而且与人体任脉及多条阴阳经络相联系，刺激该穴位可起到理气活血通络、宽胸理气、止咳平喘的作用。

膻中穴就在人体前正中线上，两乳头连线的中点处。可取仰卧位或端坐位，用中指的指腹点揉穴位，顺时针和逆时针交替点揉。点揉的力度要适中，手法均匀、柔和，不要过度用力。每天早晚各按摩1次，每次点揉3～5分钟即可。在日常生活中，当遇到不顺心的事觉得心里堵得慌、难受的时候，都可以按揉这个奇穴来帮助我们解开心结。

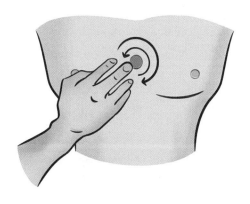

▲ 点揉膻中穴

## 参考文献

［1］马淑然，汤二嬷. 漫谈足太阳膀胱经的保健与调养——十二经脉与养生保健系列之七［J］. 生命世界，2019，（08）：44-51.

［2］庄学琼，陈白，黄建峰. 加味四君子汤联合推督脉、膀胱经治疗小儿过敏性鼻炎的效果［J］. 中外医学研究，2024，22（23）：6-10.

［3］李瑞，郝重耀. 经络腧穴学［M］. 北京：科学出版社，2022.

［4］李孟媛，王朝辉，王冠，等. 近十年针灸治疗支气管哮喘的选配穴规律［J］. 中国中医急症，2018，27（12）：2069-2071.

［5］吕明. 针灸推拿学［M］. 北京：中国医药科技出版社，2019.

［6］魏凤琴，高冬梅. 中医基础理论课堂笔记［M］. 上海：同济大学出版社，2018.

［7］于亚廷. 大椎刺络拔罐结合针刺治疗寻常型痤疮（肺经风热证）的临床疗效及安全评价［D］. 成都：成都中医药大学，2018.

［8］邢春艳. 中医针灸临床精要［M］. 上海：上海科学技术文献出版社，2023.

［9］张厂. 养胃就是养命［M］. 长春：吉林科学技术出版社，2021.

［10］孙六合，孙贤智. 古今穴性探微［M］. 2版. 北京：中国协和医科大学出版社，2021.

# 柒 感悟 · 中医名人名著

## 1. 张仲景

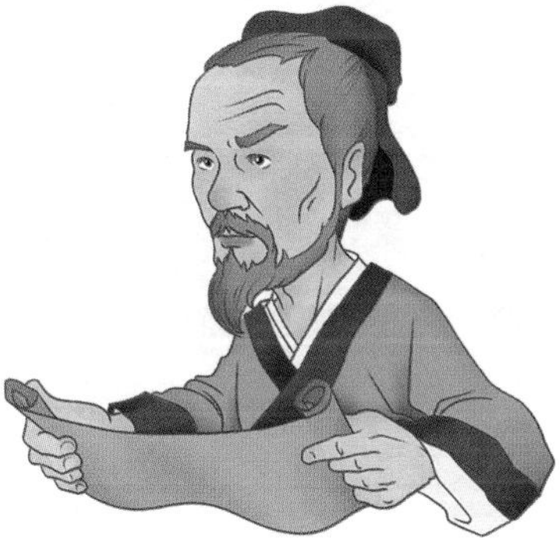

▲ 张仲景

［读音］ zhāng zhòng jǐng

［笔顺］

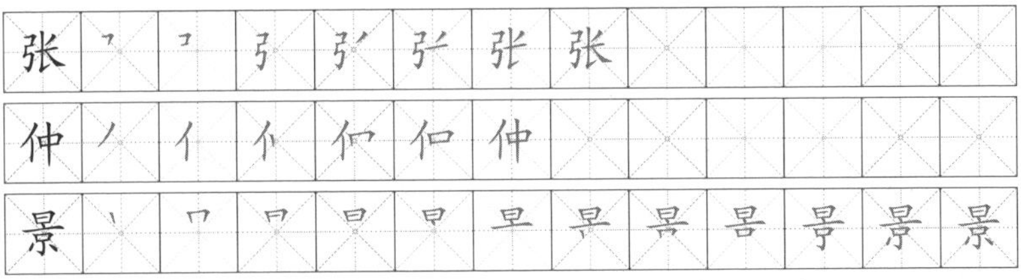


［人物介绍］ 张仲景，东汉末年著名医学家，被后人尊称为“医圣”，曾广泛收集医方，写出了传世巨著《伤寒杂病论》。

［著作名称］ 《伤寒杂病论》

［读音］ shāng hán zá bìng lùn

［笔顺］

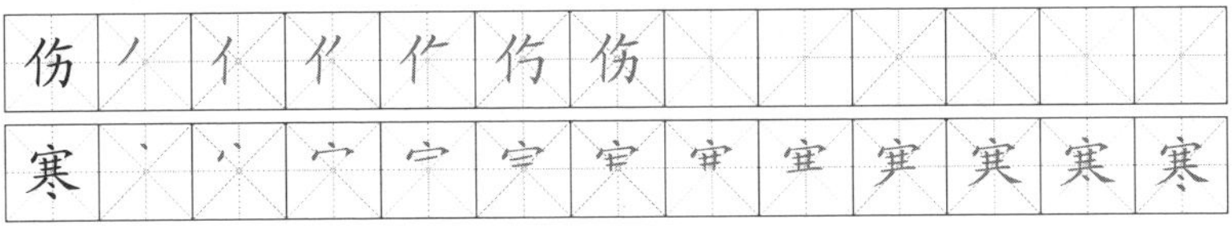

| 杂 | 丿 | 九 | 九 | 杂 | 杂 | 杂 | | | | |
| 病 | 丶 | 亠 | 广 | 广 | 疒 | 疒 | 病 | 病 | 病 | |
| 论 | 丶 | 讠 | 讠 | 论 | 论 | | | | | |

[知识拓展]

### 对病下药

中国古代的郎中们，有些会把医术传给自己的子孙，而不传给别人。东汉时期，河南南阳有个名医叫沈槐，已经七十多岁了。沈槐没有子女，担忧没有人继承他的医术，吃不下饭，睡不着觉。当地的郎中们来给沈槐看病，都治不好老先生的病。

张仲景知道后奔到沈槐家，开了一个药方，用五谷杂粮、面各一斤，做成丸，外边涂上朱砂，嘱托沈槐一次吃完所有丸子。

沈槐觉得十分好笑，张仲景竟然不用药物治疗疾病。于是他让家人把那五谷杂粮面做成的药丸，挂在屋檐下，每逢有人路过，就指着这药丸，把张仲景笑话一次。

他笑着对他们说道："看！这是张仲景给我开的药方。谁见过五谷杂粮能医病？笑话！哈哈哈哈。"他一心只想这件事可笑，担心的事情全忘记了，不知不觉地病就好了。

这时，张仲景来拜访他，说："恭喜先生的病好了！"沈槐一听恍然大悟，既佩服又惭愧。

张仲景接着又说："先生，我们做郎中的，就是为了给百姓造福，治疗疾病，延长寿命。先生没有子女，我们这些年轻人不都是您的子女吗？为什么还要担心无人继承？"

沈槐听了，觉得很有道理，内心十分感动。从此，就把自己的医术全部传授给了张仲景和其他年轻的郎中。

治病救人的医术若是仅为某一家族内传承，终将会走上闭门造车、消耗殆尽的结局。正是有了一代又一代像张仲景这样无私奉献、一心只为治病救人的医者，毫无保留地向后人传授着自己积累一生的医术，中华民族才能不断发展壮大，生生不息，这种无私奉献的医者值得尊敬。

## 2. 扁鹊

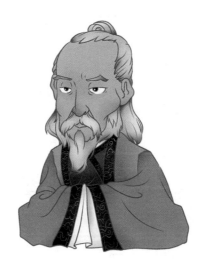

▲ 扁鹊

[读音] biǎn què

[笔顺]

| 扁 | 、 | 二 | 三 | 户 | 户 | 户 | 启 | 扁 | 扁 |
|---|---|---|---|---|---|---|---|---|---|
| 鹊 | 一 | 十 | 艹 | 艹 | 芦 | 苫 | 苦 | 昔 | 昔' | 鹊 鹊 |
| 鹊 | | | | | | | | | |

[人物介绍] 扁鹊是春秋战国时期名医，在诊视疾病中，已经全面应用了中医的诊断技术，即后来中医总结的四诊法：望诊、闻诊、问诊和切诊。扁鹊能熟练运用综合治疗的方法来治疗疾病，还十分重视疾病的防治。

[知识拓展]

扁鹊见蔡桓公

扁鹊来到了蔡国，桓公知道他名声很大，便设宴宴请扁鹊。扁鹊见到蔡桓公以后说："大王您有小病在皮肤的表面纹理中，不治会加重的。"蔡桓公不相信，还很不高兴。

十天后，扁鹊再去见他，说道："大王的病已到了肌肉和皮肤里面，不治会加深的。"蔡桓公仍不信，而且更加不开心了。

又过了十天，扁鹊又见到蔡桓公时说，"病已到肠胃，不治会更重"，蔡桓公十分生气，他并不喜欢别人说他有病。

十天又过去了，这次，扁鹊一见到蔡桓公，就赶快避开了，蔡桓公十分疑惑，就派人去问，扁鹊说："病在肌肤之间时，可用汤药治疗；在肌肉和皮肤里面，可用针刺、砭石的方法达到治疗效果；在肠胃里时，借助酒的力量也能达到；可病到了骨髓，就无法治疗了，现在大王的病已在骨髓，我无能为力了。"

果然，五天后，蔡桓公身患重病，连忙派人去找扁鹊，而他已经离开蔡国了。不久之后，蔡桓公就死了。

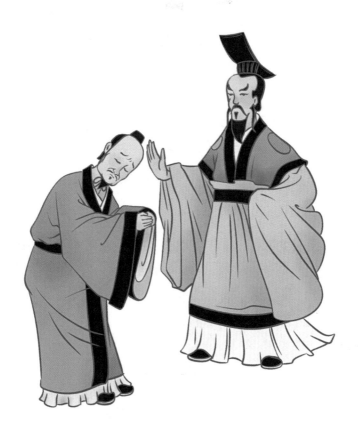

▲ 扁鹊见蔡桓公

## 3. 孙思邈

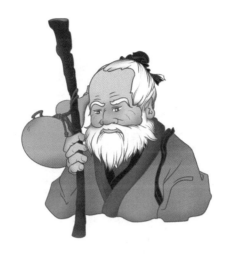

▲ 孙思邈

[读音] sūn sī miǎo

[笔顺]

| 孙 | ̆ | 了 | 孑 | 引 | 孙 | 孙 | | | |
| 思 | `丶` | 口 | 日 | 田 | 田 | 田 | 思 | 思 | 思 |
| 邈 | ´ | ⺁ | ⺁ | 犭 | 犭 | 豸 | 豸 | 豸 | 豹 | 豹 | 豹 |
| 豹 | 貌 | 貌 | 邈 | 邈 | | | | | |

[人物介绍] 孙思邈,唐代医药学家、道士,被后人尊称为"药王"。孙思邈对民间验方十分重视,一生致力于医学研究,对内、外、妇、儿、五官、针灸各科都很精通。他是第一个论述"医德"思想、第一个倡导妇科、儿科单独设科、第一个创立"阿是穴"的人,并通过走访各地、记录民间的医疗经验,完成了医学著作《备急千金要方》和《千金翼方》。

[著作名称] 《备急千金要方》《千金翼方》

[读音] bèi jí qiān jīn yào fāng    qiān jīn yì fāng

[笔顺]

| 备 | 丿 | ㄅ | 夂 | 夂 | 各 | 各 | 备 | 备 | | |
| 急 | 丿 | ㄅ | 夕 | 刍 | 刍 | 急 | 急 | 急 | | |
| 千 | 丿 | 二 | 千 | | | | | | | |
| 金 | 丿 | 人 | 今 | 今 | 全 | full | 余 | 金 | | |
| 要 | 一 | 一 | 一 | 两 | 西 | 西 | 要 | 要 | 要 | |
| 方 | 丶 | 二 | 方 | 方 | | | | | | |

《备急千金要方》是一部综合性临床医著，是中国最早的临床百科全书。本书包括医德、理病、诊候、处方、用药等一般性论述；临床妇科、儿科、五官科、内科等科的辨证施治；养生、导引、按摩等养生方法以及脉诊、针灸疗法。所载的医论、医方较系统地总结了唐代以前的医学成就，是一部科学价值较高的著作。

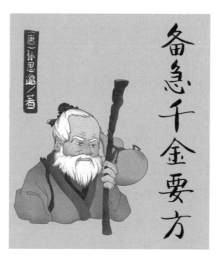

▲ 孙思邈著作《备急千金要方》

[知识拓展]

孙思邈提出"大医精诚"的思想，要求医者不仅要医术精也要医德诚，所作《大医精诚》至今仍为所有中医学子学习的第一课。

第一是精，孙思邈认为医道是"至精至微之事"，学医者一定要认真研学。原文中说"世有愚者，读方三年，便谓天下无病可治，及治病三年，乃知天下无方可用。故学者必须博极医源，精勤不倦，不得道听途说，而言医道已了，深自误哉！"意思是有些愚笨的人读了三年医书就夸口说天下没有他治不了的疾病，等他行医治病三年后才知道这天下没有现成的药方可以用。所以学医的人一定要有精湛的医术，要深入地探究医学原理，专心勤奋不懈怠；不能道听途说，一知半解，就说已经明白了医学原理，那样只会害了自己。

　　第二是诚，即要求医者要有高尚的品德修养，"凡大医治病，必当安神定志，无欲无求，先发大慈恻隐之心，誓愿普救含灵之苦。若有疾厄来求救者，不得问其贵贱贫富，长幼妍媸，怨亲善友，华夷愚智，普同一等，皆如至亲之想，亦不得瞻前顾后，自虑吉凶，护惜身命。见彼苦恼，若己有之，深心凄怆，勿避险巇、昼夜、寒暑、饥渴、疲劳，一心赴救，无作功夫形迹之心。如此可为苍生大医，反此则是含灵巨贼。"意思是品德医术俱优的医生治病，一定要安定神志，无欲无求，首先要有慈悲同情之心，决心拯救人类的痛苦。如果有患者来求救，不管贵贱贫富、老幼美丑，是仇人还是亲人，是交往密切的朋友还是一般的朋友，是本族还是其他民族，是愚笨的人还是聪明的人，都应一视同仁，像对待最亲近的人一样，不能瞻前顾后，考虑自身的利弊得失，爱惜自己的身家性命。看到病人的忧虑，就像忧虑发生在自己身上一样，全心全意地救护病人，不产生推托和摆架子的想法，像这样才能称作"百姓的好医生"。

　　一个德艺兼优的医生，诊察疾病专心致志，详细了解病症脉候，处方用药不能有差错。有准则的医生，不随意跟别人开玩笑，不大声喧哗，不谈说别人的短处，炫耀自己的名声；不诽谤攻击其他医生，借以夸耀自己的功德。

　　医生不能依仗自己的专长而谋取财物，要存有救济别人痛苦的想法。不能因为别人有钱有地位，就任意给他开珍贵的药物，这不符合儒家的忠恕之道。

　　《大医精诚》这篇文章广为流传，影响深远。在中国，不少中医院校用它作为医学誓言，并将其作为行医准则来严格要求自己。每个医生都应秉承"大医精诚之心"，全心全意地为病人服务。

## 4. 李时珍

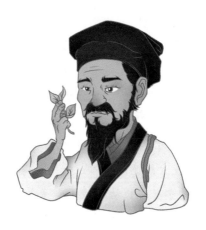

▲ 李时珍

［读音］ lǐ shí zhēn

［笔顺］

| 李 | 一 | 十 | 才 | 木 | 本 | 李 | 李 | |
|---|---|---|---|---|---|---|---|---|
| 时 | 丨 | 冂 | 日 | 旷 | 时 | 时 | | |
| 珍 | 一 | 二 | 干 | 王 | 珎 | 玲 | 珍 | 珍 |

［人物介绍］ 李时珍为明代著名医药学家，被后世尊为"药圣"。李时珍
曾先后到湖南、广东、河北、河南等多个地区收集药物标本
和处方，并拜渔人、樵夫、药农、车夫等各个行业的人为
师，参考历代医药等方面书籍925种，记录上千万字笔记，
弄清许多疑难问题，历经27个寒暑，完成了192万字的巨
著《本草纲目》。他打破了自《神农本草经》以来，沿袭了
1 000多年的上、中、下三品分类法，把药物分为水、火、
土、金石、草等16部为纲，各部之下又再分为若干类，共
包括60类。每种药标正名为纲，纲之下列目，纲目清晰。
书中还系统地记述了各种药物的知识，包括释名、气味、主治、发明、附方等项，从药物的历史、形态到功能、方剂等，叙述甚详，丰富了本草学的知识。

[著作名称] 《本草纲目》，又名《中国古代百科全书》

[读音] běn cǎo gāng mù

[笔顺]

| | | | | | | | | |
|---|---|---|---|---|---|---|---|---|
| 本 | 一 | 十 | 才 | 木 | 本 | | | |
| 草 | 一 | 艹 | 艹 | 艹 | 苩 | 苩 | 草 | 草 |
| 纲 | 乡 | 乡 | 纟 | 纲 | 纲 | 纲 | 纲 | |
| 目 | 丨 | 冂 | 闩 | 目 | 目 | | | |

[著作介绍] 《本草纲目》为中医药学专书，"东方药学巨典"，集我国 16 世纪前中药学之大成。该书首先介绍历代本草的中药理论和所载药物，又载入民间和外用药 374 种，如三七、半边莲等，附方 11 096 则，展示了当时最先进的药物分类法。本书虽为中药学专书，但涉及范围广泛，对植物学、动物学、物理学、化学、农学等内容亦有很多记载。该书出版后不久，于万历年间传到日本，接着又传到朝鲜、越南。18 世纪时又传到欧洲，先后被译成拉丁、日、英、德、俄、法等多种文字，流传于世界各地，为世界医药学和自然科学做出了许多贡献。

[知识拓展]

### 死人诊活

据说，有一天，李时珍和大徒弟王广和来到湖口，见一群人正抬着棺材送葬，而棺材还直往外流血。李时珍上前一看，见流出的血不是瘀血而是鲜血，于是连忙拦住人群，让抬棺材的人停下来打开棺材。众人听了，相互看着，不知怎么办才好。李时珍看出了大家的犹豫，反复劝说，终于说服主人打开棺材。李时珍先是进行了一番按摩，然后又在其心窝处扎了一针，不一会儿，就见棺内的妇人轻轻哼了一声，就醒了过来。不久之后，这位妇人还顺利产下一个儿子，由此可见李时珍的医术之高明。

## 5. 华佗

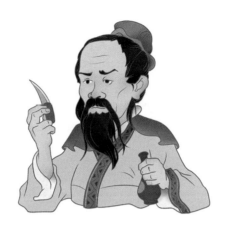

▲ 华佗

[读音] huà tuó

[笔顺]

| 华 | ノ | 亻 | 亻 | 化 | 毕 | 华 | | | |
| 佗 | ノ | 亻 | 亻 | 亻 | 伫 | 伫 | 佗 | | |

[人物介绍] 华佗,是我国东汉末年著名的医学家。他经过数十年的医疗实践,熟练地掌握了养生、方药、针灸和手术等治疗手段,精通内、外、妇、儿各科,临证施治诊断准确,疗效神速,被后人称为"外科圣手""外科鼻祖""神医华佗"。因此,后人也以"华佗再世"称誉有杰出医术的医师。他发明的"麻沸散"是世界上最早的麻醉剂。华佗采用酒服麻沸散施行外科手术,开创了全身麻醉手术的先例。同时,他也是中国古代医疗体育的创始人之一,提倡养生之道,创编了可以健身健体、治未病的"五禽戏"。

[知识拓展]

### 曹操头风病

华佗刻苦钻研学问,医术高超,远近闻名。曹操听说了华佗的精湛医术,便召见了华佗。原来,曹操早年得了一种头风病,中年以后,愈发严重。每当头风病发作，便觉头晕目眩，疼痛难忍；遍访名医，依旧无好转。华佗应召前来诊视后，在曹操胸椎部的膈俞穴进针。不一会儿，曹操便感觉到头痛减轻，视物也变得清晰了。此后，每逢头痛，曹操便叫华佗前来为其诊治，效果甚佳。

## 6. 葛洪

[读音]　gě hóng

[笔顺]

| 葛 | 一 | 艹 | 艹 | 芍 | 苛 | 苗 | 苢 | 莒 | 莴 | 葛 | 葛 | 葛 |
|---|---|---|---|---|---|---|---|---|---|---|---|---|
| 洪 | 丶 | 冫 | 氵 | 氵 | 汁 | 沪 | 洪 | 洪 | 洪 | | | |

[人物介绍]　葛洪，字稚川，号抱朴子，晋代著名的医学家、道家、博物学家，在中国哲学史、医药学史及科学史上都有很高地位。他不恋功名，将时间和精力用在精研道儒理论和医药、进行炼丹实践上，在医学、天文、军事兵法方面的著述亦十分丰富。葛洪的医学、药物学研究成果主要保存于《抱朴子内篇》《肘后备急方》中。其中《肘后备急方》是我国第一部临床急救手册，除了对急性传染病有较高水平的记载外，还详细描述了天花病、急性传染性肝炎、脑血管意外等急症，记述了"以毒攻毒"法防治疾病，大力提倡"简、便、廉、验"的治法。我国首位诺贝尔生理学或医学奖获得者屠呦呦教授就是从该书中获得灵感后研制出高效、速效、低毒的新型抗疟药——青蒿素，这也是中国医学赠给世界医学的礼物。

[知识拓展]

　　葛洪所著的《神仙传》中载有许多关于中医的经典故事，"悬壶济世"就是其中一则。

### 悬壶济世

　　相传汉朝时集市上有位行医卖药的老翁，他店铺前悬挂着一个葫芦，

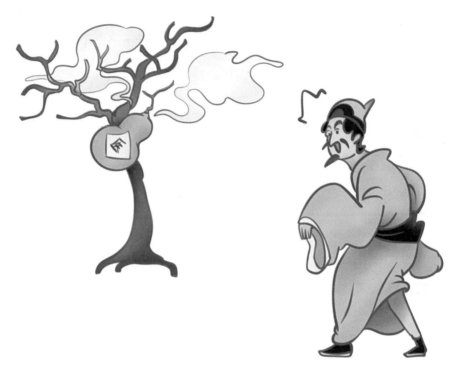

▲ 费长房发现医术高超的老翁从葫芦中出现

等到集市过午散去时，老翁便化作一道烟，钻进葫芦内。一位名唤费长房的人目睹了这一切，他心里暗自惊奇，自此更加留心观察。

观察一段时间后，费长房发现老翁给人看病十分灵验，并且药无二价，知道他绝不是等闲之辈，便备好了一桌酒肉饭菜，恭候老翁。当老翁再次从葫芦内出来的时候，费长房立即上前磕头跪拜。老翁见费长房诚心求学，就告诉他说："你明天再来，咱们到葫芦中去看看。"

第二天，费长房跟着老翁来到了壶中仙界，只见仙界祥云缭绕，宫殿高耸如云，霞光万道，绿水青山，小溪潺潺，鸟语花香。费长房被眼前的美景惊呆了。老翁道："我本是上届神仙，此次来到人间，是为了了却一桩因缘！"费长房即刻跪倒在地，拜老翁为师，学习医术。

费长房学成后，为了纪念老翁，行医时总是随身携带一个葫芦并将其悬挂起来。自此以后，行医之人纷纷模仿，都把葫芦当作招牌，以表示

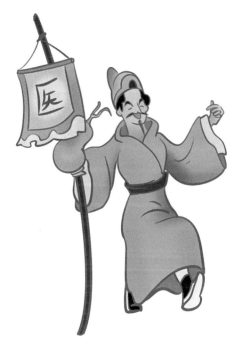

▲ 费长房行医时悬挂葫芦以纪念老翁

医术高超。后世就把中医开业称为"悬壶"，把医生的事业称为"悬壶济世"，而医生也把"悬壶济世救苍生"作为自己的奋斗目标。

## 7.《黄帝内经》

［读音］huáng dì nèi jīng

［笔顺］

| 黄 | 一 | 十 | 卅 | 卅 | 共 | 芢 | 苦 | 苗 | 苗 | 黄 | 黄 |
|---|---|---|---|---|---|---|---|---|---|---|---|
| 帝 | 丶 | 亠 | 立 | 亠 | 产 | 产 | 帝 | 帝 | 帝 | | |
| 内 | 丨 | 冂 | 内 | 内 | | | | | | | |
| 经 | 乚 | 纟 | 纟 | 纾 | 经 | 经 | 经 | 经 | | | |

[著作介绍] 又称《内经》，分为《灵枢》和《素问》两部分，是中医四大经典之首，也是我国现存医学文献中最早的一部典籍，被尊之为"医家之宗"，构建起中医学基本理论的体系，为后世中医学的发展奠定了基础。基本理论包括：整体观念、阴阳五行、脏腑经络、病因病机、诊法治则、预防养生等。

[知识拓展]

岐黄之术来自岐黄，岐伯与黄帝的合称，"黄"指的是轩辕黄帝，"岐"则是他的臣子岐伯。相传黄帝常与岐伯、雷公等臣子坐而论道，探讨医学问题，对疾病的病因、诊断以及治疗等原理设问作答，予以阐明，其中的很多内容都记载于《黄帝内经》这部医学著作中，《黄帝内经》也因此被称为"岐黄之书"。后世出于对黄帝、岐伯的尊崇，将"岐黄之术"指代中医医术，并认为《黄帝内经》是中医药学理论的渊源，是最权威的中医经典著作之一。

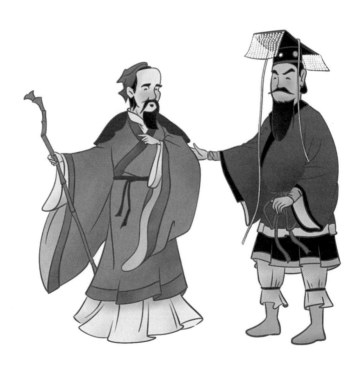

▲《黄帝内经》以黄帝与岐伯问答的形式著成

## 8.《神农本草经》

[读音] shén nóng běn cǎo jīng

[笔顺]

| 神 | 丶 | ㇇ | ㇇ | 礻 | 礻 | 衤 | 祁 | 祁 | 神 |
| 农 | 丶 | ㇇ | ㇗ | 农 | 农 | 农 | | | |
| 本 | 一 | 十 | 才 | 木 | 本 | | | | |
| 草 | 一 | ㇐ | ㇗ | 艹 | 芇 | 苩 | 苩 | 莒 | 草 |
| 经 | ㇛ | ㇛ | 纟 | 绉 | 绉 | 绍 | 绍 | 经 | |

[著作介绍] 又称《本草经》或《本经》，托名"神农"所作，实成书于汉代，是中医四大经典著作之一，是我国现存最早的药物学专书。《神农本草经》全书分三卷，载药365种，将药物按性能、功效的不同，以三品分类法，分上、中、下三品。它论述了药物的功效和主治，概括地阐述了中药学的基本理论，记载了临床用药原则和服药方法。总之，《神农本草经》不仅为我国古代药物学理论奠定了基础，对后世药物学的发展也有着重要影响。

[知识拓展]

### 神农尝百草

远古时期，百姓以采食野生瓜果，生吃动物蚌蛤为生，腥臊恶臭伤腹胃，经常有人受毒害得病而死，寿命很短。炎帝神农氏跋山涉水，行遍三湘大地，尝遍百草，了解百草之平毒寒温之药性，为民找寻治病解毒良药，他几乎嚼尝过所有植物。"尝一日而遇七十毒"，神农在尝百草的过程中，认识了百草，并从中发现了具有攻毒祛病、养生保健作用的中药，终因误尝断肠草而死。

《神农本草经》作为现存最早的中药学著作，约起源于神农氏，经代代口耳相传，于东汉时期集结整理成书，成书非一时，作者亦非一人，是秦汉时期众多医学家搜集、总结、整理当时药物学经验成果的专著，是对中医药的第一次系统总结。

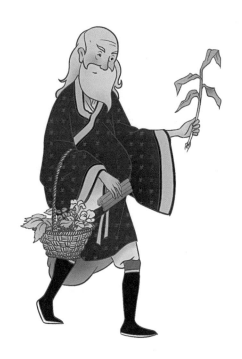

▲《神农本草经》相传起源于神农氏

## 9.《伤寒杂病论》

[读音] shāng hán zá bìng lùn

[笔顺]

| 伤 | 丿 | 亻 | 亻 | 伤 | 伤 | 伤 | | | | | |
|---|---|---|---|---|---|---|---|---|---|---|---|
| 寒 | 丶 | 宀 | 宀 | 宇 | 宇 | 宰 | 宝 | 宝 | 寒 | 寒 | 寒 |
| 杂 | 丿 | 九 | 杂 | 杂 | 杂 | 杂 | | | | | |
| 病 | 丶 | 亠 | 广 | 广 | 疒 | 疒 | 病 | 病 | 病 | | |
| 论 | 丶 | 讠 | 讠 | 论 | 论 | 论 | | | | | |

[著作介绍]《伤寒杂病论》的作者是东汉末年张仲景，该书共分为四十篇，包括《伤寒论》和《金匮要略》。该书是一部以论述外

140

感病与内科杂病为主要内容的医学典籍，系统分析了伤寒及其他杂病的原因、发展阶段和处理方法，创造性地确立了对伤寒病的"六经分类"的辨证施治原则，奠定了理法方药的理论基础，被誉为"中医之祖传世之宝""方书之祖"。

[知识拓展]

### 辨证论治

据说，有一次，两个患者同时来找张仲景看病，他们都说自己头痛、发烧、咳嗽、鼻塞。经过询问，原来两人都淋了一场大雨。张仲景给他们切了脉，诊断为感冒，并给他们各开了剂量相同的麻黄汤，发汗解热。

第二天，一个患者的家属早早就跑来找张仲景，说患者服了药以后，出了一身大汗，但头痛得比昨天更厉害了。张仲景听后很纳闷，以为自己诊断出了差错，赶紧跑到另一个患者家里去探望。这位患者却说服药后出了一身汗，病好了一大半。

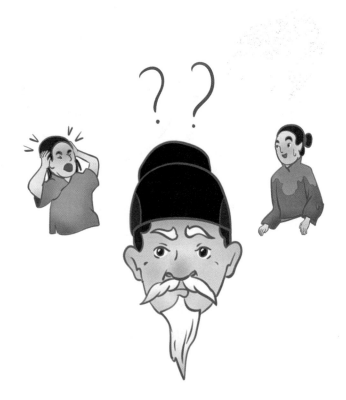

▲ 张仲景用同方治同病，效果不同

张仲景更觉得奇怪，为什么同样的病，服相同的药，疗效却不一样呢？

他仔细回忆昨天诊治时的情景，猛然想起在给第一个患者切脉时，患者手腕上有汗，脉也较弱，而第二个患者手腕上却无汗，他在诊断时忽略了这些差异。

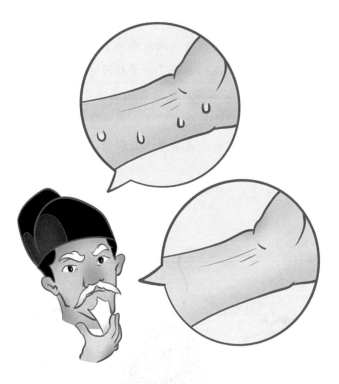

▲ 张仲景回想脉诊时两位患者的差异

患者本来就有汗，再服下发汗的药，不就更加虚弱了吗？这样不但治不好病，反而会使病情加重。于是他立即改变治疗方法，给患者重新开方抓药，结果患者的病情很快便好转了。

虽然同样是感冒，但是表症不同，治疗方法也不应相同。不仅仅是表面的症状，还要通过多方面的诊察（望闻问切四诊）和医生的分析（辨证分析）得出证候特点，才能开出处方。这种"透过现象看本质"的诊断方法，就是中医学的核心思想——辨证论治。

## 10.《本草纲目》

[读音] běn cǎo gāng mù

[笔顺]

| 本 | 一 | 十 | 才 | 木 | 本 | | | |
| 草 | 一 | 艹 | 艹 | 艹 | 苩 | 苩 | 苩 | 草 |
| 纲 | 乙 | 纟 | 纟 | 纠 | 纲 | 纲 | 纲 | |
| 目 | 丨 | 冂 | 月 | 月 | 目 | | | |

[著作介绍] 《本草纲目》由明朝医药学家李时珍编著，他耗费毕生精力，亲身实践，广纳博采，对当时的本草学相关知识进行了全面整理总结，最终写成了本书。本书首创了按药物自然属性逐级分类的纲目体系，采取了"析族区类，振纲分目"的科学分类法，丰富了中国乃至世界的医药学宝库，被国外学者誉为"中国之百科全书""东方医药巨典"。

[知识拓展]

李时珍在行医时，发现古代本草书籍品数、名称繁杂，许多毒药被误认为可以"久服延年"，给人们带来巨大危害。他曾多次上书朝廷，要求重整医书资料，然而始终杳无音讯。于是，他决定自己整理历代本草学著作，编写一部系统而详尽的药学专著。

在编写过程中，李时珍远涉深山旷野，观察和收集药物标本。通过深入观察，他考虑将这些药物按自然属性逐级分类，使其更易理解和使用。例如，将药物划分为植物、动物和矿物类，而植物类又可以分为草本、木本等。根据药性和生长环境，再细分草本药物，归类为山草、水草、芳草、毒草等。这种分类法，使读者可以更加准确地掌握药物部属，也更易于检索。同时，他还遍访渔夫、农夫等不同行业人民，搜集民间验方，他的足迹遍及湖广、江西、江苏、安徽等地，甚至远赴武当山、庐山等药材产地。

在他的不懈努力下，最终编写出了著名的《本草纲目》，后世学者赵学敏在《本草纲目拾遗》中赞誉："远穷僻壤之产，险探仙麓之华"。

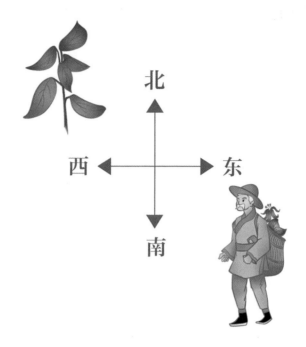

▲ 李时珍足迹遍及湖南、湖北、广东、广西、江西、江苏、安徽等地

1596 年，李时珍逝世后三年，《本草纲目》在南京正式刊行。这部伟大的医学著作，不仅解决了药物分类混乱的问题，还为后世医药研究提供了宝贵的知识财富，成为医药学史上的一座里程碑。

## 参考文献

［1］闫冬.《备急千金要方》《千金翼方》中任督二脉腧穴的文献研究［D］. 济南：山东中医药大学，2018.

［2］吴斌. 为学为医为师［J］. 中国医学人文，2019，5（06）：52-53.

［3］许强，孙健，梁爽，等. 从《本草纲目》探析李时珍对课程思政的贡献［J］. 时珍国医国药，2024，35（01）：221-222.

［4］何义霞.《周易》与《内经》阴阳文化的同构性研究［D］. 新乡：河南师范大学，2007.

# 捌 练习·导引养生功法

## 1. 中医运动处方

[读音] zhōng yī yùn dòng chǔ fāng

[笔顺]

| 中 | 丨 | 口 | 口 | 中 | | | | | |
|---|---|---|---|---|---|---|---|---|---|
| 医 | 一 | ㄱ | 天 | 天 | 至 | 买 | 医 | | |
| 运 | 一 | 二 | 云 | 云 | 运 | 运 | 运 | | |
| 动 | 一 | 二 | 云 | 云 | 动 | 动 | | | |
| 处 | 丿 | 夕 | 夕 | 处 | 处 | | | | |
| 方 | 一 | 亠 | 方 | 方 | | | | | |

[释义] 以预防、治疗疾病和健身、康复为目的，运用中医传统导引术来预防或治疗疾病的处方。

[知识拓展]

  运动处方是由运动处方师根据患者或者体育健身者的年龄、性别、一般医学检查、康复医学检查、运动试验、身体素质/体能测试等结果，按其年龄、性别、健康状况、身体素质以及心血管、运动器官的功能状况，结合主客观条件，用处方的形式制订适合患者或者体育健身者的运动项目、运动强度、运动时间及频率，并指出运动中的注意事项，以达到科学、有计划地进行康复治疗或预防健身的目的。中医运动处方则是医生或者康复医师根据不同个体的年龄、性别、体质状况等，运用中医传统体育项目制订具有中医特色的运动处方。

  中医学将"精、气、神"视为人体生命的三大要素，中医运动疗法将"精、气、神"融入其中，通过动形体以蓄精，理呼吸以练气，调意识以养神，使人体意气相随，形神兼备。总体而言，中医运动处方具有舒缓柔和、圆活连贯、松紧结合、内外兼修的特点。常用的中医运动处方有八段锦、五禽戏、太极拳、易筋经、六字诀、八卦掌等，还可以配合散步、跑步、骑车、游泳等户外有氧运动项目，促进人体气血经脉的通畅和身体的新陈代谢。但是在练习时应遵循传统运动疗法的应用原则及注意事项，防止出现意外。

中医运动处方的应用原则来源于《黄帝内经》，首先是法于阴阳。《素问·上古天真论篇》曰："上古之人，其知道者，法于阴阳，和于术数……不妄作劳，故能形与神俱。"意思是人的活动要顺应天地自然，根据四季的变化来养生。运动也是一样的，要根据季节特点来选择合适的运动，这样才能达到健康长寿的效果。其次是要求精气神与形体统一，精神内守，意念坚定，再结合呼吸和形体运动，有利于延长寿命。三是骨正筋柔，强调的是身体姿势要端正、柔韧灵活。四是形劳而不倦，提示运动要适量，切勿过度运动，过劳则易伤，得不偿失。

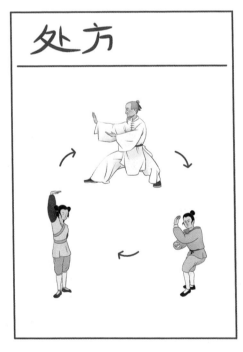

▲ 根据年龄选择运动项目是中医运动处方的一部分

刘大爷有慢性阻塞性肺疾病，走几步路就大喘气，呼吸困难，需要长期卧床吸氧，没法跟家人和朋友们出去玩，也失去了生活的乐趣，变得闷闷不乐。后来家里人打听到了肺康复对慢阻肺患者很有帮助，可以提高生活质量，就带着刘大爷去相应的医院，医生给刘大爷做了详细的身体评估，根据刘大爷的身体状况给他开了一个中医运动处方，里面罗列了比较详细的运动指南和注意事项，并且教会刘大爷练习八段锦和六字诀，让他每天坚持。刘大爷很听医生的话，坚持每天锻炼，一开始是在床上坐着练习，后来状态越来越好，逐渐可以下床练两套八段锦了，刘大爷也很高兴，坚持几个月后肺功能有了好转，呼吸困难的症状也有所改善。

## 2. 健身气功

[读音] jiàn shēn qì gōng

[笔顺]

| 健 | 丿 | 亻 | 亻丨 | 亻尹 | 亻尹 | 亻尹 | 亻聿 | 亻聿 | 健健 | 健 | |
| 身 | 丿 | 亻 | 丬 | 自 | 自 | 身 | 身 | | | | |
| 气 | 丿 | 仁 | 仁 | 气 | | | | | | | |
| 功 | 一 | 丁 | 工 | 功 | 功 | | | | | | |

[释义] 健身气功是以促进身心健康为目的，以自身形体活动、呼吸吐纳、心理调节相结合为主要运动形式的民族传统体育项目，是中华优秀传统文化的组成部分。

[知识拓展]

气功是中华民族一项历史悠久的健身养生术，起源于远古时期，据《吕氏春秋》等古籍记载，早在尧帝时代，洪水连年泛滥，人们长期生活在潮湿阴冷的环境里，许多人患关节凝滞、肢体肿胀等疾病，于是"故作舞以宣导之"。这种具有"宣导"作用的"舞"，正是中华气功导引的萌芽。气功通过调身、调息、调心的锻炼，改善自身的健康状况，开发人体潜能，使心身臻于高度和谐，它所包含的内容极为丰富。我国古代道家的吐纳、服气、行气、内丹、存思，佛家的禅定、打坐、观想，医家的导引、按跷及相关食饵、医药、起居等，儒家的修身、养气、坐忘等众多养生理论和方法，都属于气功范畴。气功肢体运动松静自然，呼吸吐纳深细匀长，运用意念心态怡然，而且动作简单、老少皆宜、经济实用，千百年来一直深受群众的喜爱。

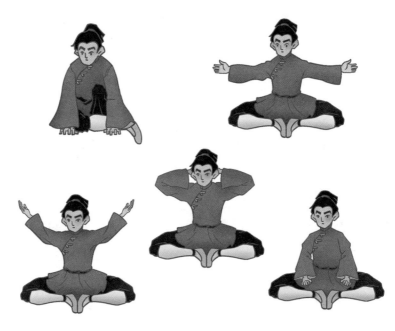

▲ 健身气功动作

# 3. 导引

[读音] dǎo yǐn

[笔顺]

| 导 | 乛 | ⁊ | 팀 | 彐 | 导 | 导 | | | | |
|---|---|---|---|---|---|---|---|---|---|---|
| 引 | 乛 | ⁊ | 弓 | 引 | | | | | | |

[释义] 导引又称为"导引行气"，主要是指以经络脏腑气血理论为依据，通过肢体有规律的、柔和松静的运动和心意的调控，引导气血在经络脏腑中正常地流通运行，以达到预防和治疗身心疾病的功效。

[知识拓展]

导引是中华民族医学、保健学的重要组成部分，历史悠久，是中华文化遗产中的瑰宝，距今已有 5 000 多年的悠久历史。"导引"一词，目前文献最早能追溯到先秦典籍《庄子·刻意》篇："吹呴呼吸，吐故纳新，熊经鸟申（伸），为寿而已矣。此导引之士，养形之人，彭祖寿考者之所好也。"表明导引的主要内容是"导气令和、引体令柔"。

1973 年，长沙马王堆汉墓出土了两篇导引专著，即《却谷食气》和《导引图》。《却谷食气》讲述导引行气，《导引图》则绘制了 44 个导引术式图像。由于在我国古代，"引"有治病之意，因此《导引图》中的很多动作名称以"引"字开头，说明其以治病为目的，如引膝痛、引痹痛、引项、引聋等。《导引图》中所描绘的动作既有伸屈俯仰的引体，如龙登、（鸟）信（伸）等，又有或吟或息的导气，如仰呼、龙息、胎息等，还有肢体的按摩术，如捶背、引胠积、坐引八维等。此后出现的易筋经、五禽戏、六字诀、八段锦等功法都能在《导引图》中找到印迹。

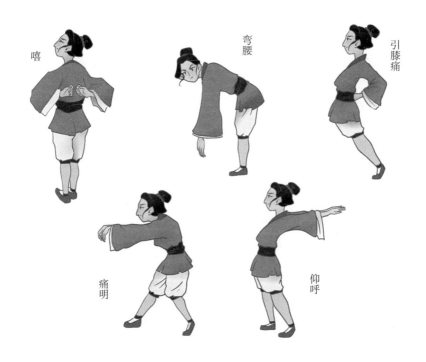

▲ 导引图

## 4. 五禽戏

[读音] wǔ qín xì

[笔顺]

| 五 | 一 | 丆 | 五 | 五 | | | | | | | |
|---|---|---|---|---|---|---|---|---|---|---|---|
| 禽 | ノ | 入 | 仒 | 仐 | 今 | 仝 | 仝 | 仝 | 禽 | 禽 | 禽 |
| 戏 | 乛 | 又 | 戈 | 戏 | 戏 | 戏 | | | | | |

[同义词] 百步汗戏

[同义词读音] bǎi bù hàn xì

[同义词笔顺]

| 百 | 一 | 丆 | 丆 | 百 | 百 | 百 | |
|---|---|---|---|---|---|---|---|
| 步 | 丨 | 止 | 止 | 步 | 歩 | 步 | |
| 汗 | 丶 | 氵 | 汒 | 汗 | 汗 | 汗 | |
| 戏 | 乛 | 又 | 戈 | 戏 | 戏 | 戏 | |

[释义] 五禽戏是中国传统导引养生的重要功法之一，其创编者为华佗，又称"华佗五禽之戏"。是为模仿五种禽兽的动作所编创的一套健身功法，分别是虎戏、鹿戏、熊戏、猿戏和鸟戏，五戏共有动作54个。由中国体委新编的简化五禽戏，每戏分两个动作，分别为：虎举、虎扑；鹿抵、鹿奔；熊运、熊晃；猿提、猿摘；鸟伸、鸟飞。每种动作都是左右对称，各做1次，并配合气息调理。

[知识拓展]

相传华佗年轻时，有一次去山上采药，爬到半山腰时发现一个洞穴，他很好奇，正想进去探索一番。就在这时，洞中传出声音，是两个人在谈论医道，华佗就站在洞外听，听着听着就入迷了。突然，洞中两人开始谈论起华佗来，这可把华佗吓坏了。正当他准备离开时，他听到洞中有人叫道："华先生既然来了，怎么不进来聊聊呢？"华佗只好硬着头皮走进去，原来是两位白发长须的仙人，他们向华佗传授了一套健身功法：模仿虎、鹿、熊、猿、鸟的姿态去运动，这就是著名的"五禽戏"。

五禽戏流传发展至今，成为现代人常用的养生锻炼方式，其能够锻炼躯体的各个部位，具有疏通经络、调和气血、活动筋骨、滑利关节的功效，适用于平日运动量不大且不能高强度运动的中老年人。

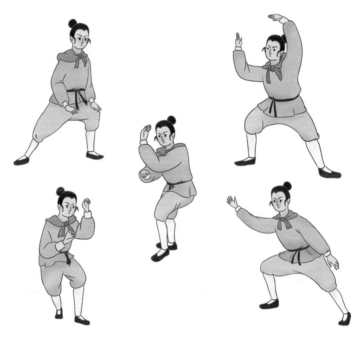

▲ 五禽戏

# 5. 八段锦

[读音]　bā duàn jǐn

[笔顺]

| | | | | | | | | | |
|---|---|---|---|---|---|---|---|---|---|
| 八 | 丿 | 八 | | | | | | | |
| 段 | ´ | 厂 | 𠃌 | 𠂉 | 𰯀 | 𰯀 | 段 | 段 | 段 |
| 锦 | 丿 | 𠂉 | 𰃦 | 𰃦 | 钅 | 钅 | 钊 | 铝 | 锦 |
| 锦 | | | | | | | | | |

[释义] 八段锦，源于南朝梁代，到宋代已在民间流传，形成较完整体系，为我国古导引术动静结合的典范。古人把这套动作比喻为"锦"，意为五颜六色、美而华贵如锦缎。体现了其动作舒展优美，视其为"祛病健身，效果极好、编排精致、动作完美"的一套功法。此功法分为八段，每段一个动作，故名为"八段锦"。

[知识拓展]

　　八段锦融合了中医的阴阳五行、经络学说，是中国传统导引养生与保健的功法，它有锻炼平衡能力、防病治病、纠正形体等作用，同时又具有针对性强、适用面广等特色，是动静结合、身心互动、健患均益的健身方法。

　　相传在尧舜时期，中原大地洪水泛滥，百姓因长期遭受雨水潮湿之害，导致筋骨萎缩，体格不健壮，气血也易瘀滞不通。这时，一位智者发明了一种"舞"来治疗这些疾病。渐渐地，这种神奇的舞蹈便演变成了"导引术"，即现代所称的"八段锦"。

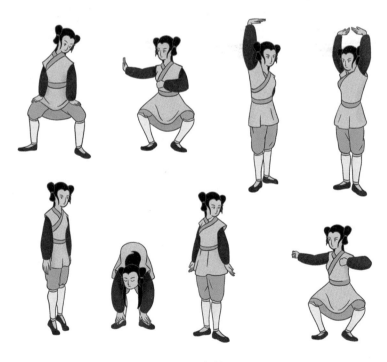

▲ 八段锦

## 6. 太极拳

[读音] tài jí quán

[笔顺]

| 太 | 一 | ナ | 大 | 太 | | | | | |
| 极 | 一 | 十 | 才 | 木 | 朽 | 极 | 极 | | |
| 拳 | ` | ` | ` | ` | 半 | 半 | 关 | 差 | 叁 | 拳 |

[释义] 太极拳是一种蕴含着"儒""道"哲学思想的中国传统拳术,集颐养性情、强身健体、技击对抗等多种功能于一体,内外兼修、柔和、缓慢、轻灵、刚柔相济。

[知识拓展]

传说太极拳是由南宋道教武当山派的祖师张三丰所创,张三丰,名君实,字全一,生于南宋淳祐七年(公元 1247 年),卒年暂无确切文献可考,相传张三丰活了两百多岁。他平素喜爱研究长生之术,在百岁时创立了太极拳。张三丰武艺高强,据说曾在抗击元朝的战争中凭此拳术以一敌百。这一故事在明清时之大儒黄宗羲(1610—1695 年)在《王征

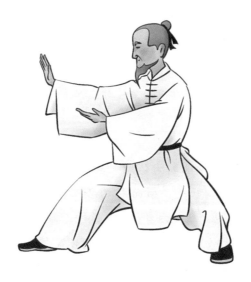

▲ 太极拳

南墓志铭》有记载，这是历代道家高人中唯一显示过超级武功的记载。所以在各种历史传说中太极拳都是备受推崇的武术，武林高手们都争相学习。

到现代，太极拳已被列为中国国家级的非物质文化遗产，是中华文化的重要组成部分。从其本身的保健作用来说，越来越多的研究表明长期练习太极拳可以有效延缓老年人智力衰退，提高老年人的肢体活动能力，减少跌仆风险，也能改善情绪状态、缓解焦虑抑郁，是一项值得大力推广的中医运动。

# 7. 六字诀

［读音］　liù zì jué

［笔顺］

| 六 | 丶 | 亠 | 六 | 六 | | | | |
|---|---|---|---|---|---|---|---|---|
| 字 | 丶 | 丷 | 宀 | 字 | 宁 | 字 | | |
| 诀 | 丶 | 讠 | 讱 | 讱 | 诀 | 诀 | | |

［释义］　六字诀是一种吐纳法。它是通过嘘（xū）、呵（hē）、呼（hū）、呬（xì）、吹（chuī）、嘻（xī）六个字的不同发音口型，发音时唇齿喉舌的用力不同，以牵动不同的脏腑经络气血的运行。其中，嘘对应肝，呵对应心，呼对应脾，呬对应肺，吹对应肾，嘻对应三焦。

［知识拓展］

六字诀最早出现于南北朝陶弘景所著《养性延命录》中，其曰："凡行气，以鼻纳气，以口吐气，微而引之名曰长息。纳气有一，吐气有六。纳气一者，谓吸也。吐气六者，谓吹、呼、唏、呵、嘘、咽，皆出气也……吹以去热，呼以去风，唏以去烦，呵以下气，嘘以散寒，咽以解极"。这段文字大意是吐纳法的操作，用口吐气，用鼻子吸气，深长的一呼一吸为长息。纳气的方式只有吸气这一种，吐气的方法有六种，分别是吹、呼、唏、呵、嘘、咽，作用各不相同。

现代将这六个发音调整为"嘘、呵、呼、呬、吹、嘻"，分别与"肝、心、脾、肺、肾、三焦"相对应，同时配合肢体动作，可以调节全身脏腑经络气血的运行。尤其是能促进胸廓的扩张运动，有利于膈肌运动，增加肺通气，还可以有效锻炼各种呼吸肌的肌力和耐力，改善呼吸功能障碍，是常见的中医运动处方之一。临床上常用于慢性阻塞性肺疾病、脑卒中后遗症、慢性心衰，是肺康复和心脏康复的常用方法。使用药物治疗配合六字诀的呼吸方法，不仅可以减少呼吸困难的后遗症，还能缓解患者的焦虑抑郁情绪。

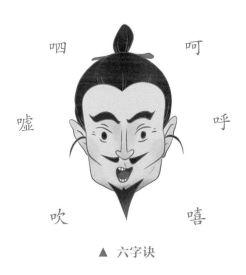

▲ 六字诀

## 8. 中医健康管理

［读音］ zhōng yī jiàn kāng guǎn lǐ

［笔顺］

| 中 | 丨 | 口 | 口 | 中 | | | | | |
|---|---|---|---|---|---|---|---|---|---|
| 医 | 一 | 了 | 天 | 歹 | 医 | 医 | | | |
| 健 | 丿 | 亻 | 仁 | 仴 | 仴 | 伊 | 侓 | 律 | 健 |

| 康 | 丶 | 一 | 广 | 广 | 庐 | 庐 | 庚 | 庚 | 康 | 康 | 康 |
| 管 | 丿 | ⺮ | ⺮ | 竹 | 竹 | 竿 | 竿 | 管 | 管 | 管 | 管 |
| 管 | 管 | | | | | | | | | | |
| 理 | 一 | = | 干 | 王 | 玑 | 玑 | 珀 | 珇 | 理 | 理 | 理 |

[释义] 运用中医学"治未病""整体观念""辨证论治"的核心思想，结合现代健康管理学的理论方法，通过对健康人群、亚健康人群及患者群进行中医的全面信息采集、监测、分析和评估，以维护个体和群体健康为目的，提供中医健康咨询指导、中医健康教育以及对健康危险因素进行中医干预。

[知识拓展]

目前中医健康管理的发展仍然处于初级阶段，主要有 3 种运营模式：①体检咨询模式，即提供中医"望闻问切"及中医体质辨识，结合现代医学手段进行体检和体检后的健康咨询；②中医调理模式，对慢性病患者或者亚健康人群，用中医手段进行体质调理，如中药调理、心理调理、不良行为习惯调理、食疗调理等；③技术研发模式，指用信息化技术的手段对中医健康管理进行研发，如开发中医体质辨识的软件和平台。比起现代医学，中医学"治未病"与辨证论治的思想理念在亚健康的预防方面更具优势。建立起具有中国特色的中医健康管理体系，方能真正做到量身定制的个人健康管理服务。

深圳市龙华区人民医院清湖社区健康服务中心为深圳市医防融合中医药项目组、中医治未病健康管理示范基地，中医治未病适宜技术示范基地，中医治未病体系建设示范基地，中心高度重视中医药在疾病预防中的特色优势，重视"治未病"健康管理，是落实国家"以治病为中心"转向"以健康为中心"大健康发展战略的重要举措。该中心以中医为特色，本着"传承创新发展中医，绿色时尚关注健康"的服务理念，在引进国医大师、省市名中医建立工作室，指导中医健康管理的同时，还结合现代先进技术，不断提升健康管理服务质量及效率。中心引进了深圳市社康第一家先进的"现代化智能中药配药系统"，购置了先进的中药熏蒸系统、全自动的颈椎、腰椎牵引设备、TDP 治疗仪、超短波治疗仪、中医定向治疗仪、整脊枪等，通过智慧中药房、互联网医院、床旁入院、床旁医嘱、床旁结算，为患者提供了"不多跑一步"的现代中医门诊住院个人健康管理新服务。

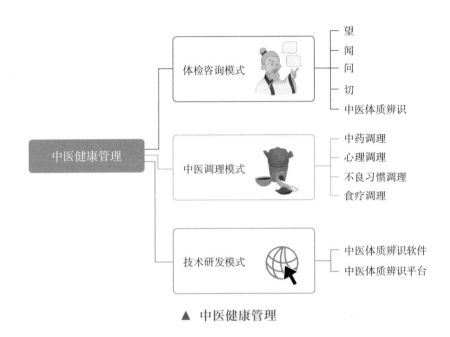

▲ 中医健康管理

## 参考文献

［1］方三华，段裕超，方雨晴."五育"并举背景下高职院校传统健身气功协同育人作用机制研究——以八段锦为例［J］.当代体育科技，2024，14（20）：106-109.

［2］邓宗生，贾军.太极拳国际标准体系研究［J］.中国标准化，2022，（21）：92-95.

［3］张婷.心肺康复综合干预对稳定期老年慢性阻塞性肺疾病患者生活质量的影响［D］.衡阳：南华大学，2018.

［4］陈美芳，叶桂华，吴同玉.论"四位一体"的中医健康管理模式［J］.亚太传统医药，2019，15（03）：8-10.